GUÍA DE RECOMENDACIONES PARA EL ALTA DE PACIENTES

Urgencias, atención primaria y hospitalaria

Susana Cabrerizo Domínguez

José Luis Guillamón Morales

Luis Mérida Rodrigo

Sumario

Capítulo 3
Recomendaciones en patología neurológica

Capítulo 4
Recomendaciones en patología traumatológica y osteomuscular

EQUIPO DE AUTORES

SUSANA CABRERIZO DOMÍNGUEZ

Médico de la Unidad de Urgencias y Cuidados Críticos del Hospital de Alta Resolución de Benalmádena Agencia Sanitaria Costa del Sol.

JOSÉ LUIS GUILLAMÓN MORALES

Médico de la Unidad de Urgencias y Cuidados Críticos del Hospital de Alta Resolución de Benalmádena Agencia Sanitaria Costa del Sol.

LUIS MÉRIDA RODRIGO

Médico Responsable de la Unidad de Urgencias y Cuidados Críticos del Hospital de Alta Resolución de Benalmádena Agencia Sanitaria Costa del Sol.

CAPÍTULO 1

RECOMENDACIONES EN PATOLOGÍA OCULAR

RECOMENDACIONES EN PATOLOGÍA OCULAR

1.1 Conjuntivitis (vírica / bacteriana)

Medidas generales y prevención

- Siga el tratamiento pautado por el médico.

- Lávese las manos con frecuencia con agua y jabón o con soluciones hidroalcohólicas (antes y después de lavarse el ojo, antes y después de aplicarse el tratamiento).

- Evite compartir objetos de higiene personal como pañuelos, toallas, cosméticos, lentillas, gafas, sábanas, almohadas y fundas de almohadas.

- Lave fundas de almohadas, sábanas, paños y toallas en agua caliente y detergente; lávese las manos después de tocar estos artículos.

- Limpie las secreciones alrededor del ojo con suero fisiológico varias veces al día, se puede usar un paño limpio (lavar posteriormente con agua y detergente) o pañuelos desechables (tirar nada más usar).

- Evite el uso de lentillas durante la infección.

- Lave las gafas con cuidado de no contaminar objetos que vaya a compartir con otras personas (como las toallas).

- Evite tocarse o frotarse los ojos.

- Evite piscinas y centros deportivos.

¿Cuándo volver a consultar?

- Se recomienda revisión por su médico de atención primaria en los días siguientes a esta consulta (se aconseja que solicite la cita lo antes posible para evitar demorar dicha revisión).

- En caso de dolor muy intenso, problemas de visión, mala evolución, se recomienda acudir al hospital de referencia para valoración especializada de forma urgente.

1.2 Conjuntivitis alérgica

Medidas generales y prevención

- Siga el tratamiento pautado por el médico.

- Evite la exposición al alérgeno si es conocido, en su defecto, no acuda a lugares al aire libre donde haya mucho polvo, viento, pólenes… Evite el moho y el polvo en el domicilio y los pelos de animales.

- Evite el rascado de los ojos.

- Realice lavado frecuente del ojo 4 - 5 veces al día con suero fisiológico fresco de la nevera (a ser posible envases pequeños de suero, para gastarlos en pocos lavados, o unidosis).

- Coloque compresas frías sobre los párpados.

- No use lentillas durante la crisis.

- Mantenga una correcta higiene del hogar (preferiblemente con aspiradora).

- Emplee colchones y ropa de cama sintéticos.

- Evite alfombras, cortinas, peluches.

- Coloque un filtro antipolen en el coche y mantenga las ventanillas cerradas durante el viaje.

- Cierre las ventanas de casa cuando haga viento.

- Evite perfumes y maquillajes alrededor de la zona.

¿Cuándo volver a consultar?

- **Se recomienda revisión por su médico de atención primaria en los días siguientes a esta consulta** (se aconseja que solicite la cita lo antes posible para evitar demorar dicha revisión).

1.3 Orzuelo

Medidas generales y prevención

- Siga el tratamiento pautado por el médico.

- Ponga un paño húmedo y caliente sobre el párpado durante 15 minutos 3 - 4 veces al día, masajeando y limpiando posteriormente el ojo si drena.

- Realice un lavado correcto de las manos antes y después de tocar el ojo afectado.

- No comparta toallas, pañuelos ni maquillaje.

- No intente drenarlo con las manos ni con objetos punzantes.

- No utilice lentillas ni maquillaje en el ojo afecto hasta que esté curado.

- Limpie correctamente sus gafas antes de usarlas y deseche el pañuelo o lave la toalla con la que realice la limpieza.

- Deseche el maquillaje que tenga viejo o caducado.

- Retírese el maquillaje de los ojos antes de acostarse.

¿Cuándo volver a consultar?

- Se recomienda revisión por su médico de atención primaria en los días siguientes a esta consulta (se aconseja que solicite la cita lo antes posible para evitar demorar dicha revisión).

- En caso de aumento excesivo del tamaño y dolor intenso se recomienda acudir al hospital de referencia para valoración especializada de forma urgente.

1.4 Úlcera corneal

Medidas generales y prevención

- Siga el tratamiento pautado por el médico.

- Evite el uso de lentillas mientras tenga la lesión.

- Evite la exposición solar, use gafas de sol.

- Evite rascarse o frotarse el ojo.

- No se introduzca objetos (algodón, pañuelos) dentro del ojo para evitar la sensación de cuerpo extraño.

- Realice lavados frecuentes del ojo, 4-5 veces al día, con suero fisiológico fresco de la nevera (a ser posible envases pequeños de suero, para gastarlos en pocos lavados, o unidosis).

¿Cuándo volver a consultar?

- Se recomienda revisión por su médico de atención primaria en los días siguientes a esta consulta (se aconseja que solicite la cita lo antes posible para evitar demorar dicha revisión).

- En caso de empeoramiento en las siguientes 24 - 48 horas, lesiones muy extensas, problemas de visión, mala cicatrización, si observa un infiltrado en la zona de la lesión, secreción, se recomienda acudir al hospital de referencia para valoración especializada de forma urgente.

Medidas generales y prevención

- No precisa tratamiento médico, desaparecerá en unos días.

- La sangre se irá reabsorbiendo en un tiempo variable, adquiriendo en ocasiones tonalidades amarillas o verdosas, al igual que los hematomas de la piel.

- Evite estornudar, toser y/o sobreesfuerzos.

- Evite rascarse o frotarse el ojo.

- Evite el uso de lentillas mientras tenga la hemorragia.

- Medición de tensión arterial en domicilio con manguito braquial.

- Si toma anticoagulantes (Sintrom®), **se recomienda pedir cita con su enfermera para comprobar si está en rango.** Para el resto de anticoagulantes o antiagregantes no es necesario suspender dosis.

¿Cuándo volver a consultar?

- **Se recomienda revisión por su médico de atención primaria en los días siguientes a esta consulta** (se aconseja que solicite la cita lo antes posible para evitar demorar dicha revisión).

- En caso de haber sufrido un traumatismo previo que haya ocasionado la hemorragia y presente, además, problemas de visión, mareos, **se recomienda acudir al hospital de referencia para valoración especializada de forma urgente.**

1.6 Uso de gotas / pomadas oftálmicas

Medidas generales y prevención

- No toque la punta del gotero con los ojos, la piel ni con los dedos.

- Lávese las manos antes y después de ponerse las gotas.

- No se ponga el tratamiento con lentillas, retírelas.

- Agite el frasco de gotas antes de utilizarlo.

- Utilice un pañuelo desechable para secar el exceso de gotas tras su colocación en el ojo.

- Si precisa más de un tipo de gotas, espere unos 5 minutos entre las aplicaciones.

- No utilice el mismo envase de gotas para los ojos infectados que para los sanos, aunque sea la misma persona.

- No intercambie ni comparta los envases con otra persona, aunque tenga la misma patología.

- Si cambia de color, está turbio, tiene partículas o lleva mucho tiempo abierto el envase, deséchelo y solicite uno nuevo.

- **Pomadas para los ojos:**

  - Baje el párpado inferior del ojo con el dedo y retírelo un poco para formar un espacio en forma de «bolsillo» o «bolsita».

  - No se toque el interior del ojo con el dedo.

  - Coloque el medicamento dentro del «bolsillo» sin que el envase toque el ojo (lo recomendable es la cantidad «como un grano de arroz»).

- Cierre el ojo durante 1 - 2 minutos.

- Gire el ojo con el párpado cerrado y, después, parpadee varias veces.

- Puede ver un poco borroso durante unos momentos.

- **Gotas para los ojos:**

  - Incline la cabeza hacia atrás y mire hacia arriba (en su defecto, lleve su cabeza hacia atrás todo lo que pueda sin sentir molestias o recuéstese sobre una cama o un sofá).

  - Tire del párpado inferior hacia abajo y retírelo del ojo un poco, dejando un hueco en forma de «bolsillo» o «bolsita».

  - Acerque el colirio al ojo y, sin que el frasco lo toque, deje caer una gota dentro del «bolsillo» que se ha formado.

  - Mantenga el ojo cerrado y presione suavemente sobre el lagrimal con el dedo durante 1 - 2 minutos.

  - Si precisa más de una gota o gotas diferentes, espere unos 3 minutos entre una gota y otra (si pone más de una gota, el tratamiento se saldrá del ojo).

Bibliografía

- Jacobs DS. Patient education: Conjunctivitis (pink eye) (Beyond the Basics). [Monografía de Internet]. UpToDate [Consultado: 30 de mayo de 2020]. Disponible en: http://www.uptodate.com/

- Giménez Serrano S, Piera Fernández M. ¿Qué es la conjuntivitis y cómo prevenir su contagio? [Monografía en Internet]. Fisterra [Consultado: 30 de mayo de 2020]. Disponible en: http://www.fisterra.com/

- Conjuntivitis infecciosa. [Monografía de Internet]. Sociedad Española de Oftalmología [Consultado: 30 de mayo de 2020]. Disponible en: http://www.oftalmoseo.com/

- Dorsch JN. Red eye. Conn's Current Therapy 2020: 497-502.

- Conjuntivitis alérgica. [Monografía de Internet]. Sociedad Española de Oftalmología [Consultado: 31 de mayo de 2020]. Disponible en: http://www.oftalmoseo.com/

- Unidad 16: Enfermedades de los ojos. 16.7. Orzuelo. Guía de Práctica de la salud. [Monografías de Internet]. SEMFYC [Consultado: 30 de mayo de 2020]. Disponible en: http://www.semfyc.es/

- Orzuelo. [Monografías de Internet]. Mayo Clinic [Consultado: 30 de mayo de 2020]. Disponible en: http://www.mayoclinic.org/

- Corneal abrasion and corneal foreign body. [Monografía en Internet]. Elsevier Point of Care [Consultado: 30 de mayo de 2020]. Disponible en: http://www.elsevier.com/

- Tubert D. ¿Qué es una úlcera en la córnea (queratitis)? [Monografía de Internet]. American Academy of Ophtalmology [Consultado: 30 de mayo de 2020]. Disponible en: http://www.aao.org/

- Boyd K. Hemorragia subconjuntival. [Monografía de Internet]. American Academy of Ophtalmology [Consultado: 30 de mayo de 2020]. Disponible en: http://www.aao.org/

- Lusby FW. Hemorragia subconjuntival. [Monografía en Internet]. MedlinePlus [Consultado: 30 de mayo de 2020]. Disponible en: http://www.medlineplus.gov/

- Artificial tears (Ophthalmic lubricants: solutions, gels, ointments): Patient drug information. [Monografía de Internet]. UpToDate [Consultado: 30 de mayo de 2020]. Disponible en: http://www.uptodate.com/

- Gudgel DT. Cómo aplicarse las gotas oftálmicas. [Monografía de Internet]. American Academy of Ophtalmology [Consultado: 30 de mayo de 2020]. Disponible en: http://www.aao.org/

RECOMENDACIONES EN PATOLOGÍA DE OTORRINOLARINGOLOGÍA

CAPÍTULO 2

RECOMENDACIONES EN PATOLOGÍA DE OTORRINOLARINGOLOGÍA

2.1 Otitis externa

Medidas generales y prevención

- Siga el tratamiento pautado por el médico durante todo el tiempo que se le haya indicado, aunque comience a encontrarse mejor a los pocos días de iniciarlo.

- Es normal que pueda tener secreción, sensación de taponamiento, picor, pero debe evitar la limpieza del oído: no se introduzca los dedos, toallas, bastoncillos de algodón ni cualquier otro objeto extraño.

- Evite la entrada de agua mientras dure la infección: use una bola de algodón recubierta con vaselina para la ducha o tapones específicos bien ajustados (limpieza posterior o reemplazarlos).

- Evite la natación (abstenerse de deportes acuáticos durante 7 - 10 días).

- Seque correctamente y sacuda los oídos en caso de entrada de agua.

- Evite el uso de auriculares y audífonos hasta la mejoría de los síntomas.

- Si padece psoriasis y/o eccema en la zona auditiva, se recomienda un tratamiento correcto para reducir los desechos que pueden producir infección.

¿Cuándo volver a consultar?

- Se recomienda revisión por parte de su médico de atención primaria en los días siguientes a esta consulta (se aconseja que solicite la cita lo antes posible para evitar demorar dicha revisión).

- En caso de mala evolución (más de dos semanas de sintomatología pese a tratamiento correcto), se recomienda acudir al hospital de referencia para valoración especializada de forma urgente.

2.2 Otitis media

Medidas generales y prevención

- Siga el tratamiento pautado por el médico.

- Evite la entrada de agua en el oído.

- Es normal que pueda tener secreción, sensación de taponamiento, picor, pero debe evitar la limpieza del oído: no se introduzca los dedos, toallas, bastoncillos de algodón ni cualquier otro objeto extraño.

- Limpie solo el exterior del oído en caso de tener mucha secreción purulenta y/o hemática (puede pasar y no hay que alarmarse).

- Evite sonarse la nariz con fuerza.

- Lávese a menudo las manos y evite la exposición al humo de tabaco o no fumar para prevenir infecciones de las vías respiratorias superiores que suelen ir asociadas.

¿Cuándo volver a consultar?

- Se recomienda revisión por su médico de atención primaria en los días siguientes a esta consulta (se aconseja que solicite la cita lo antes posible para evitar demorar dicha revisión).

- En caso de complicaciones (persistencia de los síntomas, acompañados de náuseas, vómitos, vértigos, parálisis facial, irritabilidad, somnolencia, dolor de cabeza persistente, confusión), **se recomienda acudir al hospital de referencia para valoración especializada de forma urgente.**

2.3 Cuerpo extraño en el oído (tapón de cerumen)

Medidas generales y prevención

- Siga el tratamiento pautado por el médico.

- No limpie el interior del oído con bastoncillos u otros utensilios si tiene un tapón, puede empujarlo y provocar su impactación.

- Evite la extracción en su domicilio.

- Lave simplemente el pabellón auricular y el borde más externo del conducto auditivo externo con un paño enjabonado.

- Si utiliza tapones y/o audífonos, se recomienda una limpieza correcta y desechar los mismos en caso de desgaste.

- Retire los audífonos por la noche con una limpieza previa.

¿Cuándo volver a consultar?

- En caso de que persista la sintomatología (dificultad para oír, dolor, zumbido, sensación de oído bloqueado o tapado), **se recomienda revisión por su médico de atención primaria** (se aconseja que solicite la cita lo antes posible para evitar demorar dicha revisión) **y/o con su enfermera del centro de salud para realizar lavado.**

2.4 Rotura del tímpano

Medidas generales

- Siga el tratamiento pautado por el médico.
- No se recomienda nadar, zambullirse y/o bucear hasta que se lo indique su médico cuando le revise.
- Evite la limpieza de oídos y la colocación de objetos extraños (auriculares, audífonos).
- Evite la entrada de agua en el oído afecto en la ducha y de jabón y/o champú; se recomienda el uso de tapones y de gorro de ducha.
- Se recomienda elevar el cabecero de la cama.
- Evite esfuerzos y movimientos como estirar el cuello, toser, estornudos fuertes.
- Evite ruidos fuertes; para ello, use tapones o protectores especializados. Se recomienda evitar conciertos, discotecas o zonas con música y/o ruido de elevada intensidad y sonido.
- No se recomienda volar hasta que se lo indique su médico o el otorrinolaringólogo.
- Si tiene dolor, puede usar una toalla o compresa caliente (calor seco) sobre el oído para reducir las molestias o el dolor.

¿Cuándo volver a consultar?

- **Se recomienda revisión por su médico de atención primaria para ver la evolución** (se aconseja que solicite la cita lo antes posible para evitar demorar dicha revisión).
- Si persiste la pérdida auditiva y se acompaña de importantes vértigos, dolor de oído, tinnitus-ruidos, náuseas y vómitos, dolor de cabeza, dolor o presión sobre los dientes, sangrado que no cede, mucosidad con sangre, dolor facial, **se recomienda acudir al hospital de referencia para valoración especializada de forma urgente.**

Prevención

- Use tapones, masque chicle o gominolas durante el despegue o el aterrizaje de un vuelo.

- Evitar volar si presenta signos de congestión o resfriado.

- Protéjase de ruidos fuertes mediante el uso de tapones en ambientes propensos (conciertos, discotecas, grandes aglomeraciones), reduzca el volumen de la televisión o de la música, evite el uso prolongado de auriculares.

- Evite introducirse bastoncillos de algodón, guisopos o cualquier cuerpo extraño en el oído, si tiene sospecha de tapón o presenta clínica molesta, acuda a su médico para una valoración u optimización del tratamiento.

- Si practica buceo, siga las instrucciones de los monitores sobre inmersión y no se sumerja ni ascienda de forma rápida ni brusca.

- Si presenta síntomas de congestión nasal importante, acuda a su médico para la optimización de tratamiento.

2.5 Sinusitis

Medidas generales y prevención

- Siga el tratamiento pautado por el médico, si le han prescrito sprays nasales, úselos después de realizarse un lavado nasal.

- No fume y evite el humo del tabaco y los contaminantes ambientales.

- Lávese correctamente las manos con agua y jabón o con soluciones hidroalcohólicas.

- Realice lavados de nariz y senos paranasales.

- Realice inhalaciones de vapor de agua caliente, eucalipto, mentol o tome una ducha caliente e inhale el vapor 2 - 4 veces al día.

- Duerma con el cabecero de la cama elevado.

- Ingiera abundantes líquidos.

- Evite las bebidas con cafeína y con alcohol.

- Si tiene dolor, aplique compresas tibias alrededor de cara, mejillas y ojos.

- Use humidificador si el aire de su domicilio es seco.

- Evite las temperaturas extremas, los cambios bruscos de temperatura.

- Evite inclinarse hacia delante con la cabeza baja.

- Evite volar mientras tenga sintomatología.

- Si tiene algún tipo de alergia, consulte con su médico si debe comenzar el tratamiento.

¿Cuándo volver a consultar?

- **Se recomienda revisión por su médico de atención primaria en los días siguientes a esta consulta** (se aconseja que solicite la cita lo antes posible para evitar demorar dicha revisión).

- En caso de fiebre muy elevada, malestar general, cefalea, edema alrededor de los ojos, visión borrosa, mareos, alteración del estado mental, falta de respuesta al tratamiento, **se recomienda acudir al hospital de referencia para valoración especializada de forma urgente.**

2.6 Rinitis alérgica

Medidas generales y prevención

- Siga el tratamiento pautado por el médico, no use los descongestionantes nasales de forma continuada.

- No fume y evite el humo del tabaco y los contaminantes ambientales.

- Se recomienda que no abuse de drogas ni alcohol.

- Ingiera abundantes líquidos.

- Evite el contacto con los alérgenos conocidos (humo, ácaros del polvo, epitelio de animales, irritantes laborales, alimentos, perfumes fuertes…).

- Evite acudir a lugares con gran concentración del alérgeno conocido (pólenes de árboles, plantas, gramíneas, entorno laboral, lugares mal ventilados).

- Dúchese antes de acostarse para quitarse el alérgeno de la piel y el cabello si ha estado al aire libre o en contacto con el mismo.

- Use mascarilla si no puede evitar el contacto con el alérgeno y tiene que salir a la calle.

- Evite el ejercicio y las actividades al aire libre en época de polinización.

- No viaje con las ventanillas bajadas en el coche.

- No salga a secar la ropa al exterior.

- Si hace viento, cierre las ventanas del domicilio.

- En caso de alergia a mascotas, evite que se acerquen al rostro y duerman en la misma habitación; se recomienda que se bañen con frecuencia.

- Evite los cambios bruscos de temperatura.

- Realice lavados nasales diarios.

- Realice inhalaciones de vapores de agua caliente, eucalipto, mentol o tome una ducha caliente e inhale el vapor.

- Evite o minimice los objetos susceptibles de acumular polvo (alfombras, moquetas, cortinas, peluches, estanterías con libros).

- En su domicilio, limpie la casa con aspiradora y duerma en colchones y almohadas sintéticas.

- Evite los insecticidas y los ambientadores.

- Si tiene alergia a la humedad, no tenga plantas en su domicilio, evite estar en lugares poco soleados y húmedos (como sótanos o bodegas).

¿Cuándo volver a consultar?

- **Se recomienda revisión por su médico de atención primaria en los días siguientes a esta consulta** (se aconseja que solicite la cita lo antes posible para evitar demorar dicha revisión).

2.7 Sensación de cuerpo extraño en la garganta

Recomendaciones

- Puede permanecer el dolor y la sensación sin que se encuentre el cuerpo extraño en la zona.

- Puede tomar analgésico / antiinflamatorio habitual si tiene dolor.

- El cuerpo extraño, según su naturaleza, puede ser eliminado, por lo que se recomienda que vigile sus heces.

- En caso de espinas de pescado, no comer pan ni sólidos (podrían clavarse más).

- Si presenta dificultad para tragar alimentos, babeo de saliva, dolor de cuello o pecho, tos, dificultad para respirar o respira con ruidos, fiebre, náuseas y/o vómitos, **se recomienda acudir al hospital de referencia para valoración especializada de forma urgente.**

2.8 Sangrado nasal (epistaxis)

Recomendaciones al alta durante los primeros días

- Siga el tratamiento que le haya pautado el médico.

- Al acostarse, mantenga en la cama una postura semiincorporada para dormir.

- Evite el tabaco y el humo del tabaco en el ambiente.

- Realice una dieta fría y blanda.

- Evite ambientes secos (calefacción y aire acondicionado), se pueden usar humidificadores.

- No realice ejercicio físico durante unos días.

- Si tiene hipertensión arterial, controle sus cifras los siguientes días de forma más estricta y acuda a su médico en caso de presentar cifras elevadas.

- Evite limpiarse la nariz durante unos días.

- Evite estornudos enérgicos y tos intensa.

Si vuelve a sangrar

- Intente mantener la calma y relajarse.

- Siéntese erguido e incline el cuerpo y la cabeza hacia delante.

- No se acueste ni ponga la cabeza entre las piernas.

- Intente respirar por la boca.

- Utilice un pañuelo o gasas húmedas para retirar la sangre.

- Comprímase la nariz con el pulgar y el índice por la parte blanda contra la cresta ósea dura de la nariz durante unos 5 minutos.

- Si sigue sangrando, repetir la compresión durante 10 minutos más.

- Si tiene agua oxigenada, moje una gasa y colóquela en el orificio que sangra, o coloque un cubito de hielo en un paño en la zona.

- Si se corta el sangrado, evite durante los siguientes días esfuerzos, coger peso, estornudar, echar la cabeza hacia atrás o hacia abajo, agacharse…

Prevención

- Use un humidificador en su dormitorio por la noche para dormir.

- Mantenga el interior de la nariz húmedo con un gel o spray nasal salino, utilizándolo varias veces al día.

- Evite el abuso de spray nasal para alergias o resfriados.

- Evite sonarse la nariz con demasiada fuerza.

- Estornude con la boca abierta sobre un pañuelo desechable o sobre la cara interna de su antebrazo.

- Prevenga resfriados.

- Evite el consumo de drogas (sobre todo aspiradas).

- No se hurgue la nariz y mantenga las uñas cortas.

- No fume.

- Limite el consumo de aspirina y antiinflamatorios.

¿Cuándo volver a consultar?

- **Se recomienda revisión por su médico de atención primaria en los días siguientes a esta consulta** (se aconseja que solicite la cita lo antes posible para evitar demorar dicha revisión).

- Si se le ha colocado algún tipo de taponamiento nasal, **solicite cita con su enfermera del centro de salud para retirarlo en 48/72 horas.**

- Vigile si vuelve a sangrar en caso de tomar aspirina, clopidogrel, warfarina (Sintrom®) o algún anticoagulante oral; en caso de hacerlo, consulte con su médico o acuda a urgencias.

- Si persiste el sangrado pese al taponamiento, vuelve a sangrar tras la retirada del mismo y no remite con las medidas descritas anteriormente (tanto por boca como por la nariz), dolor muy intenso, fiebre, malestar general, ha sido intervenido recientemente de alguna patología en la nariz o está pendiente de alguna intervención en la misma, ha sido después de un accidente de tráfico de gran impacto, **se recomienda acudir al hospital de referencia para valoración especializada de forma urgente.**

2.9 Faringitis, amigdalitis y dolor de garganta (odinofagia)

Medidas generales y prevención

- Siga el tratamiento pautado por el médico.

- Evite fumar y el ambiente con humo de tabaco o contaminantes.

- Mantenga húmeda la habitación y con una correcta ventilación.

- Aumente la ingesta de líquidos.

- Siga una dieta ligera.

- Use pañuelos de un solo uso.

- Tosa y/o estornude sobre la cara interna del codo.

- Realice lavado frecuente de manos con agua y jabón o soluciones hidroalcohólicas, sobre todo tras estornudar, tocarse la nariz o toser.

- Evite tocarse la nariz, la boca y los ojos.

- No fuerce la voz.

- Evite los cambios bruscos de temperatura externa y en la comida y/o bebida.

¿Cuándo volver a consultar?

- **Se recomienda revisión por su médico de atención primaria en los días siguientes a esta consulta** (se aconseja que solicite la cita lo antes posible para evitar demorar dicha revisión).

- En caso de persistencia de síntomas pese al correcto cumplimiento del tratamiento, empeoramiento, no poder tragar y/o abrir bien la boca, dificultad para respirar correctamente, se le cae la baba porque no puede tragar saliva, tiene el cuello o la lengua inflamados, no puede mover el cuello, rash cutáneo, **se recomienda acudir al hospital de referencia para valoración especializada de forma urgente.**

2.10 Mononucleosis infecciosa

Medidas generales y prevención

- Siga el tratamiento pautado por el médico.
- Ingiera abundantes líquidos.
- Repose en cama hasta que no tenga síntomas.
- Evite besar.
- Evite compartir tenedores, cucharas, cuchillos o vasos.
- Evite beber alcohol.
- Puede realizar enjuagues (gárgaras) con agua salada varias veces al día (disuelva ½-1 cucharadita de sal en 1 taza de agua tibia).

- Tome alimentos blandos.

- Los alimentos fríos (helados) pueden ayudarle a aliviar el dolor de garganta.

- Si toma caramelos, que sean duros.

- Lávese las manos frecuentemente (con agua y jabón o con soluciones hidroalcohólicas).

- Tosa o estornude sobre la parte interior de su codo.

¿Cuándo volver a consultar?

- **Se recomienda revisión por su médico de atención primaria en los días siguientes a esta consulta** (se aconseja que solicite la cita lo antes posible para evitar demorar dicha revisión).

- En caso de persistencia de la fiebre pese al tratamiento, persistencia de la inflamación de ganglios más de un mes, cansancio de más de dos meses, color amarillo en los ojos, dificultad para tragar, respirar, cuello rígido, dolor de cabeza muy fuerte, confusión, vómitos que no ceden, falta de equilibrio, deshidratación, dolor abdominal muy intenso, **se recomienda acudir al hospital de referencia para valoración especializada de forma urgente.**

2.11 Laringitis

Medidas generales y prevención

- Siga el tratamiento pautado por el médico.

- Abandone el tabaco y evite ambientes con humo.

- Higiene vocal: evite gritar y hablar mucho, descanse la voz todo lo que pueda; reposo de la voz entre 2 - 7 días. Si debe hablar en público o en grupos numerosos, use un micrófono o un megáfono.

- Evite susurrar.

- Realice inhalaciones de vapor de agua caliente, eucalipto, mentol o tome una ducha caliente e inhale el vapor.

- Utilice humidificador en su domicilio.

- Humedezca la garganta, chupando pastillas, realizando gargarismos con agua con sal o masticando goma de mascar.

- Ingiera más líquidos, preferentemente tibios.

- Evite la ingesta de café y té.

- Evite ingesta de alcohol.

- Evite los fármacos descongestivos.

¿Cuándo volver a consultar?

- **Se recomienda revisión por su médico de atención primaria en los días siguientes a esta consulta** (se aconseja que solicite la cita lo antes posible para evitar demorar dicha revisión).

- En caso de dificultad respiratoria, estridor, inflamación cervical, problemas para tragar, escupir sangre, **se recomienda acudir al hospital de referencia para valoración especializada de forma urgente.**

2.12 Disfonía o ronquera

Medidas generales y prevención

- Siga el tratamiento pautado por el médico.

- Evite fumar y el humo del tabaco.

- Evite hablar en ambientes ruidosos, chillar y/o hablar a gritos (use micrófono o megáfono si tiene que hablar en público y/o en salas muy grandes).

- Evite hablar muchas horas seguidas; use frases cortas y respiraciones pausadas.

- Practique técnicas correctas de respiración cuando cante o converse. Es importante que apoye su voz con respiraciones profundas del diafragma. La «conversación de garganta», sin sostener el aliento, supone una gran presión en la voz.

- Evite carraspear o aclararse la voz de forma continua.

- Beba bastante líquido, preferiblemente agua.

- Evite ingerir cafeína, té, refrescos y alcohol.

- Evite las comidas picantes, ácidas (zumo de naranja).

- Incluya alimentos en su dieta que contengan vitaminas A, E y C (granos enteros, frutas y hortalizas).

- Realice un descanso nocturno adecuado.

- Uso de humidificador en domicilio, sobre todo en invierno y en climas secos (se recomienda un 30 % de humedad ambiente).

- Realice lavado frecuente de manos para prevenir resfriados.

- Evite enjuagues bucales con alcohol o productos irritantes. Si necesita hacer gárgaras, use solución salina.

- Evite los cambios bruscos de temperatura y el aire acondicionado.

¿Cuándo volver a consultar?

- **Se recomienda revisión por su médico de atención primaria en los días siguientes a esta consulta** (se aconseja que solicite la cita lo antes posible para evitar demorar dicha revisión).

- Si presenta tos con sangre, dificultad para tragar o para respirar, inflamación importante en el cuello, **se recomienda acudir al hospital de referencia para valoración especializada de forma urgente.**

2.13 Heridas y traumatismos en la mucosa oral

Medidas generales

- Siga el tratamiento pautado por el médico.

- Evite fumar y el humo de tabaco.

- Se recomienda una alimentación blanda, evite comidas y bebidas calientes durante los primeros días.

- Evite comidas picantes y saladas.

- Evite el uso de pajitas.

- Haga gárgaras y enjuagues bucales 4 - 6 veces al día (preferiblemente después de las comidas) con colutorios de clorhexidina al 0,12 % o salinos.

- Higiene bucal de forma regular, cepíllese los dientes con cuidado y, a ser posible, con cepillo dental de consistencia suave.

- No se toque las suturas con la lengua.

- Si la herida está en el labio, no la moje las primeras 24 horas y siga las indicaciones de curas que le haya indicado enfermería.

¿Cuándo volver a consultar?

- **Se recomienda revisión por su médico de atención primaria en los días siguientes a esta consulta** (se aconseja que solicite la cita lo antes posible para evitar demorar dicha revisión).

- Si la herida se inflama mucho, presenta sangre, pus, aumenta el dolor, aparece fiebre, tiene dificultad para tragar o respirar, **se recomienda acudir al hospital de referencia para valoración especializada de forma urgente.**

- Si se le ha caído una pieza dental o se le ha roto, se recomienda acudir con urgencia a un dentista.

Medidas generales

- Siga el tratamiento pautado por el médico.

- Evite realizar deporte, coger peso, esfuerzos.

- Evite realizar actividades en las que pudiera golpearse la nariz.

- Evite agacharse, se recomienda mantener la cabeza y la nariz elevadas (evitar acostarse sobre superficie plana, elevar el cabecero de la cama).

- Los primeros días, coloque frío local (una bolsa de hielo envuelta en una toalla o pañoleta para evitar el contacto directo con la piel) durante unos 20 minutos 2 - 3 veces al día.

¿Cuándo volver a consultar?

- **Se recomienda revisión por su médico de atención primaria en los días siguientes a esta consulta** (se aconseja que solicite la cita lo antes posible para evitar demorar dicha revisión).

- En caso de que aumente el dolor o sea muy intenso, presente sangrado nasal o salida de pus o de líquido claro, deformidad importante, dificultad para mover los ojos, vómitos repetidos, mareos, dolor de cabeza intenso, fiebre, taponamiento nasal importante, **se recomienda acudir al hospital de referencia para valoración especializada de forma urgente.**

2.15 Uso de gotas óticas

¿Cómo se deben poner las gotas óticas?

- Pida ayuda si no puede administrarse correctamente las gotas.

- Acuéstese con el oído afectado hacia arriba.

- Coloque las gotas en el canal auditivo hasta que se encuentre lleno.

- Apriete y mueva suavemente el trago sobre el oído para retirar las bolsas de aire, si las hubiese.

- Permanezca en esa posición durante 3 - 5 minutos.

- No tapone el oído para que pueda secarse.

- En caso de que el oído esté muy inflamado, puede colocar una gasa a modo de «mecha» en el interior y verter las gotas en ella.

2.16 Cómo realizar lavados nasales y paranasales

- Realice los lavados con agua salada (preparados comerciales o hacerlo en domicilio mezclando una cucharadita [5 gramos] de sal sin yodo, un poco de bicarbonato de sodio [medio litro = dos tazas] de agua destilada, filtrada o hervida) o con suero fisiológico varias veces al día.

- Inclínese sobre el lavabo (o en la ducha) con la cabeza girada levemente hacia un lado e introduzca la solución en la fosa nasal que esté más elevada. También puede hacerlo en la ducha.

- Apunte el chorro hacia la parte de atrás de la cabeza, no hacia la parte de arriba de la cabeza.

- Mantenga la boca abierta.

- No hay problema si traga una pequeña cantidad de líquido.

- Es posible que sienta una leve sensación de ardor las primeras veces que se enjuague la nariz.

- Cuando haya salido toda la solución de la nariz, sople por la nariz suavemente.

- Puede tener goteo del lavado posteriormente.

- Limpie el dispositivo después de cada uso según las indicaciones del fabricante.

Bibliografía

- Crowley K, Kathryn A, Martin A. Educación para el paciente: Infección oído externo (Conceptos Básicos). [Monografía en Internet]. UpToDate [Consultado: 29 de febrero de 2020]. Disponible en: http://www.uptodate.com/

- Goguen LA. Externa Otitis: Treatment. [Monografía en Internet]. UpToDate [Consultado: 29 de ebrero de 2020]. Disponible en: http://www.uptodate.com/

- Schaefer P, Baugh RF. Acute otitis externa: an update. Am Fam Physician. 2012; 86(11): 1055-61.

- Lee H, Kim J, Nguyen V. Ear infections: otitis externa and otitis media. Prim Care. 2013; 40(3): 671-86.

- Forcada Lozano J, Barreda González MJ, Giménez Serrano S, Piera Fernández M. ¿Qué es la otitis media aguda en la persona adulta? [Monografía en Internet]. Fisterra [Consultado: 29 de febrero de 2020]. Disponible en: http://www.fisterra.com/

- Patient education: Ear Wax impaction (The Basics). [Monografía en Internet]. UpToDate [Consultado: 29 de febrero de 2020]. Disponible en: http://www.uptodate.com/

- Ear and sinus barotrauma. Elsevier Point of Care [Monografía en Internet]. Clinicalkey [Consultado: 29 de febrero de 2020]. Disponible en: http://www.clinicalkey.com/

- Rodríguez Cabo F et al. Barotrauma del oído interno en el buceo. Formación Médica continuada en Atención Primaria. FMC. 2017;24(9):521-5.

- Educación para el paciente: Ruptura del tímpano (conceptos básicos). [Monografía en Internet]. UpToDate [Consultado: 29 de febrero de 2020]. Disponible en: http://www.uptodate.com/

- Shargorodsky J. Sinusitis. [Monografía en Internet]. MedlinePlus [Consultado: 29 de febrero de 2020]. Disponible en: http://www.medlineplus.gov/

- Rosenfeld RM, Piccirillo JF, Chandrasekhar SS, et al. Clinical practice guideline (update): Adult sinusitis. *Otolaryngol Head Neck Surg*. 2015; 152(2): S1-S39.

- Corren J, Baroody FM, Togias A. Allergic and Nonallergic Rinitis. Middleton's Allergy: Principles and Practice, 9° ed. 2020 (40): 636-658

- Consejos para prevenir y tratar la rinitis. [Monografía en Internet]. Sociedad Española de Farmacia Familiar y Comunitaria [Consultado: 29 de febrero de 2020]. Disponible en: http://www.sefac.org/

- DeShazo RD, Kemp SF. Patient education: Trigger avoidante in allergic rhinitis (Beyond the Basics). [Monografía en Internet]. UpToDate [Consultado: 29 de febrero de 2020]. Disponible en: http://www.uptodate.com/

- Nosebleed (Epistaxis). [Monografía en Internet]. Cleveland Clinic [Consultado: 29 de febrero de 2020]. Disponible en: http://www.my.clevelandclinic.org/

- Cots JM, et al. Recomendaciones para el manejo de la faringoamigdalitis aguda del adulto. Enferm Infecc Microbiol Clin. 2016;34(9):585–594.

- Costa Ribas C, Amor Dorado JC. Faringitis aguda. [Monografía en Internet]. Fisterra [Consultado: 29 de abril de 2020]. Disponible en: http://www.fisterra.com/

- Stead W. Patient education: Sore throat in adults (Beyond the Basics). (Conceptos Básicos). [Monografía en Internet]. UpToDate [Consultado: 29 de abril de 2020]. Disponible en http://www.uptodate.com/

- Auwaerter PG. Patient education: Infectious mononucleosis (mono) in adults and adolescents (Beyond the Basics). [Monografía de Internet]. UpToDate [Consultado: 29 de abril de 2020]. Disponible en http://www.uptodate.com/

- Mononucleosis. [Monografía en Internet]. The American Academy of Family Physicians [Consultado: 30 de abril de 2020]. Disponible en: http://www.elsevier.com/

- Educación para el paciente: Laringitis (conceptos básicos). [Monografía de Internet]. UpToDate [Consultado: 30 de abril de 2020]. Disponible en: http://www.uptodate.com/

- Laringitis. [Monografía de Internet]. Mayo Clinic [Consultado: 30 de abril de 2020]. Disponible en: http://www.mayoclinic.org/

- Cuidando su voz. Hoja de información del NIDCD – Voz, habla y lenguaje. [Monografía de Internet]. National Institute on Deafness and Other Communication Disorders [Consultado: 30 de abril de 2020]. Disponible en: http://www.nidcd.nih.gov/

- Herida incisa en la boca. [Monografía en Internet]. Elsevier Interactive Patient Education [Consultado: 2 de mayo de 2020]. Disponible en: http://www.elsevier.com/

- Hollander JE, Weinberger Conlon L. Assessment and management of intra-oral lacerations. [Monografía de Internet]. UpToDate [Consultado: 2 de mayo de 2020]. Disponible en: http://www.uptodate.com/

- Educación para el paciente: Lesiones en la boca y los dientes en adultos (Conceptos Básicos). [Monografía de Internet]. UpToDate [Consultado: 2 de mayo de 2020]. Disponible en: http://www.uptodate.com/

- Nasal Fracture. [Monografía en Internet]. Elsevier Interactive Patient Education [Consultado: 2 de mayo de 2020]. Disponible en: http://www.elsevier.com/

- Boswell KA. Management of Facial Fractures. Emerg Med Clin N Am 31 (2013) 539–551.

- Chukwulebe S, Hogrefe C. The Diagnosis and Management of Facial Bones Fractures. Emerg Med Clin N Am 37 (2019) 137–151.

- Educación para el paciente: Fracturas faciales (Conceptos Básicos). [Monografía de Internet]. UpToDate [Consultado: 2 de mayo de 2020]. Disponible en: http://www.uptodate.com/

- Educación para el paciente: Enjuagarse la nariz con agua salada (Conceptos Básicos). [Monografía en Internet]. UpToDate [Consultado: 29 de febrero de 2020]. Disponible en: http://www.uptodate.com/

CAPÍTULO 3

RECOMENDACIONES EN PATOLOGÍA NEUROLÓGICA

RECOMENDACIONES EN PATOLOGÍA NEUROLÓGICA

3.1 Vértigo periférico

Medidas generales y prevención

- Siga el tratamiento pautado por el médico.

- Evite el tabaco y el alcohol.

- Se recomienda no conducir ni manejar maquinaria pesada.

- Reposo absoluto, se recomienda una habitación con luz tenue y silencio durante la crisis.

- Cuando se encuentre mejor, evite la inactividad e intente realizar sus tareas cotidianas.

- Se recomienda acostarse del lado que no le produzca el mareo.

- Evite movimientos bruscos o rápidos cuando vaya a realizar cambios posturales (girarse, levantarse, sentarse).

- Retire obstáculos en la zona de paso de su domicilio (cables, objetos de decoración, alfombras), evite zapatos de suela deslizante y caminar por zonas de la casa que no estén bien iluminadas.

- Aumente las precauciones si debe usar escaleras.

- Si al realizar algún movimiento se reproduce el vértigo, intente evitarlo o realizarlo muy despacio pasados unos minutos.

¿Cuándo volver a consultar?

- **Se recomienda revisión por su médico de atención primaria en los días siguientes a esta consulta** (se aconseja que solicite la cita lo antes posible para evitar demorar dicha revisión).

- En caso de tener pérdida de consciencia en alguna de las crisis, vómitos que no ceden, movimiento rápido de ojos, cefalea intensa, inestabilidad al caminar, parálisis en la cara y/o en el resto del cuerpo, problemas visuales, pérdida auditiva importante durante la crisis, **se recomienda acudir al hospital de referencia para valoración especializada de forma urgente.**

3.2 Cefalea / migraña

Medidas generales

- Siga el tratamiento pautado por el médico.
- Identifique los desencadenantes, si los hay, y evítelos.
- Póngase un paño frío sobre la cabeza.
- Tenga una rutina de sueño (acostarse y levantarse a la misma hora).
- Quédese en una habitación sin ruido y con luz tenue.
- Evite ayunar.

Prevención

- Evite el estrés, la ansiedad, la depresión en la medida de lo posible.
- Realice ejercicio con regularidad.
- Evite realizar ayunos.
- Se recomienda no beber alcohol ni fumar.
- Evite los alimentos que provoquen la crisis: chocolate, quesos, comidas ricas en nitrito, exceso o abstinencia de cafeína.
- Evite cambios de altitud.
- Evite el exceso o déficit de sueño.
- Evite el consumo excesivo de medicación.
- Evite lugares con mucho ruido.
- Evite olores intensos.

- Mantenga un peso saludable.

- Comience con el tratamiento pautado por el médico de atención primaria / neurólogo cuando aparezcan los síntomas.

- En caso de efectos adversos y/o intolerancia al fármaco prescrito como tratamiento preventivo, acuda a su médico para valorar el cambio, no lo abandone por iniciativa propia.

¿Cuándo volver a consultar?

- **Se recomienda revisión por su médico de atención primaria en los días siguientes a esta consulta** (se aconseja que solicite la cita lo antes posible para evitar demorar dicha revisión).

- En caso de persistencia del dolor de cabeza, aparición de fiebre y/o rigidez en el cuello, pérdida de conocimiento, problemas de visión, vómitos que no ceden, movimientos anormales del cuerpo y/o las extremidades, **se recomienda acudir al hospital de referencia para valoración especializada de forma urgente.**

3.3 Traumatismo craneoencefálico sin pérdida de conocimiento

Durante las primeras 24 a 48 horas siguientes al accidente deberá vigilar

- El estado de conciencia del paciente: si aparece somnolencia o adormecimiento fuera de las horas habituales, falta de memoria...
- Los cambios de carácter: irritabilidad o confusión.
- La aparición de vómitos o dolor de cabeza especialmente intenso.
- Desigualdad en el tamaño de las pupilas (normalmente las dos tienen el mismo tamaño).
- Alteraciones en la visión (ver doble o borroso...).
- Debilidad o adormecimiento en los brazos o en las piernas.
- Alteraciones del equilibrio (dificultad para caminar, inestabilidad, mareo...).

- Pulso inferior a 60 latidos por minuto.

- Secreción de líquidos claros o sanguinolentos por los oídos o la nariz.

- Convulsiones o movimientos anormales.

- Durante la noche, después del accidente, se debe despertar al paciente cada dos o tres horas y hablar con él (preguntarle cómo se llama, si recuerda lo que pasó...).

¿Cuándo volver a consultar?

- **Se recomienda revisión por su médico de atención primaria en los días siguientes a esta consulta** (se aconseja que solicite la cita lo antes posible para evitar demorar dicha revisión).

- En caso de presentar algunos de los síntomas indicados anteriormente, **se recomienda acudir al hospital de referencia para valoración especializada de forma urgente.**

3.4 Crisis epiléptica

Medidas generales y prevención

- Siga el tratamiento pautado por el médico.

- No interrumpa el tratamiento bruscamente.

- Evite el consumo de alcohol, tabaco y drogas.

- Evite el consumo de bebidas energéticas, café y té.

- Tenga un buen hábito de sueño, se recomienda al menos 8 horas de descanso nocturno diarias, evite estar despierto más de 16 horas seguidas.

- Realice una dieta equilibrada.

- Realice ejercicio o deporte con regularidad, a ser posible en equipo; evite los deportes de riesgo.

- Evite la estimulación luminosa repetida e intensa sin protección ocular.

- Evite conducir y el uso de maquinaria pesada.

* Si es diabético, controle sus cifras de azúcar.

* Lleve un registro si se repiten las crisis de cuándo suceden, cuánto duran, si los síntomas son los mismos o hay alguna variación.

* Lleve una placa identificativa indicando que padece epilepsia.

¿Qué hacer ante una crisis?

* Observe la crisis para describirla: cómo empieza y cómo se recupera el paciente, su duración, si pierde el control de esfínteres, si desvía la mirada, si expulsa espuma por la boca.

* Avise al servicio de emergencias.

* No sujete al paciente durante la crisis.

* No intente introducir ningún objeto en la boca.

* Retire del entorno del paciente objetos con los que pueda lesionarse.

* Retire gafas, dentadura postiza y otros objetos que lleve puestos con los que pueda lesionarse.

* Si es posible, coloque al paciente de costado.

* Desabróchele la ropa (cinturón, cuello de camisas, corbatas) y retire la ropa ajustada.

* Deje que se recupere después de la crisis en un entorno tranquilo y ofrezca ayuda.

¿Cuándo volver a consultar?

* **Se recomienda revisión por su médico de atención primaria en los días siguientes a esta consulta** (se aconseja que solicite la cita lo antes posible para evitar demorar dicha revisión).

* En caso de que la crisis dure más de 10 - 15 minutos, tenga varias crisis seguidas, se acompañe de fiebre, no se recupere a los pocos minutos de la crisis, presente cambios de carácter, falta de coordinación al recuperarse, no pueda hablar bien, no pueda ver bien, vómitos continuos, **se recomienda acudir al hospital de referencia para valoración especializada de forma urgente.**

Bibliografía

- Consejos para pacientes con mareo y vértigo. [Monografía en Internet]. SEMERGEN [Consultado: 3 de mayo de 2020]. Disponible en: http://www.pacientessemergen.es/
- Martín Mateos A, Martínez Gutiérrez E, Álvarez-Morujo de Sande M, Romero Sánchez E. Diagnóstico diferencial entre vértigo periférico y central. [Monografía en Internet]. Fisterra [Consultado: 3 de mayo de 2020]. Disponible en: http://www.fisterra.com/
- Huerta Villanueva M, Beltrán Blasco I, González Oria C, Jurado Cobo CM, Latorre González G, Pascual Gómez J. Migraña Episódica. Guía oficial de práctica clínica en Cefaleas. Guías diagnósticas y terapéuticas de la Sociedad Española de Neurología. 2015; 3 (67-68).
- 3.2. Dolor de cabeza. Migraña. Unidad 3. Enfermedades del sistema nervioso. [Monografía en Internet]. Sociedad Española de Medicina Familiar y Comunitaria [Consultado: 3 de mayo de 2020]. Disponible en: http://www.semfyc.es/
- Dolores de cabeza. [Monografía en Internet]. The American Academy of Family Physicians [Consultado: 3 de mayo de 2020]. Disponible en: http://www.elsevier.com/
- Giménez Serrano S, Piera Fernández M. Migraña. Qué es y cómo actuar. [Monografía en Internet]. Fisterra [Consultado: 17 de febrero de 2020]. Disponible en: http://www.fisterra.com/
- Normas de vigilancia domiciliaria de un Traumatismo Craneo-encefálico (TCE). [Monografía en Internet]. Fisterra [Consultado: 2 de mayo de 2020]. Disponible en: http://www.fisterra.com/
- Educación para el paciente: Traumatismo craneoencefálico cerrado (Conceptos Básicos). [Monografía en Internet]. UpToDate [Consultado: 3 de mayo de 2020]. Disponible en: http://www.uptodate.com/
- Recomendaciones al paciente con epilepsia. [Monografía en Internet]. Fisterra [Consultado: 5 de mayo de 2020]. Disponible en: http://www.fisterra.com/
- Primeros auxilios para convulsiones o ataques. [Monografía en Internet]. Epilepsy Foundation [Consultado: 5 de mayo de 2020]. Disponible en: http://epilepsy.com/
- Doukhi D, Améri A. Conducta práctica ante una epilepsia. EMC - Tratado de medicina 2017;21(3):1-7.

CAPÍTULO 4

RECOMENDACIONES EN PATOLOGÍA TRAUMATOLÓGICA Y OSTEOMUSCULAR

CAPÍTULO 4

RECOMENDACIONES EN PATOLOGÍA TRAUMATOLÓGICA Y OSTEOMUSCULAR

4.1 Cervicalgia (esguince cervical)

Medidas generales

- Siga el tratamiento pautado por el médico.

- Si se le ha prescrito collarín, debe estar bien ajustado sin comprimir, no usarlo más de 3 días, y descansar de su uso cada 3 horas durante 15 - 30 minutos.

- Mantenga una postura correcta (al estar sentado, mantener los hombros hacia atrás y hacia abajo; al dormir, alinear la cabeza y el cuello con el cuerpo).

- Evite colgarse bolsos con tiras en los hombros.

- En las primeras 24 horas, poner frío local (dispositivos de gel, hielo, compresas frías o cualquier bolsa del congelador, liado en una gasa para evitar contacto directo con la piel) durante 15 - 20 minutos, repitiendo cada 2 - 4 horas.

- En las siguientes 24 horas, se puede poner calor local durante 10 - 15 minutos (manta eléctrica, bolsa de agua caliente, gasas o toallas planchadas).

- Evite practicar deporte y actividad física en la que precise realizar esfuerzos.

- Evite el reposo prolongado.

- No se realice masajes ni fisioterapia en los primeros días.

- Puede ir realizando poco a poco los siguientes ejercicios:
  - Girar el cuello en ambas direcciones.

- Inclinar la cabeza de lado a lado.
- Doblar el cuello hacia el pecho.
- Rotar los hombros.

¿Cuándo volver a consultar?

- **Se recomienda revisión por su médico de atención primaria en los días siguientes a esta consulta** (se aconseja que solicite la cita lo antes posible para evitar demorar dicha revisión).
- Si ha sido un accidente de tráfico, póngase en contacto con el seguro del vehículo.
- En caso de dolor muy intenso, adormecimiento, hormigueo o debilidad en cualquier parte del cuerpo, no puede mover una parte del cuerpo, mareos y dolor de cabeza muy intensos, **se recomienda acudir al hospital de referencia para valoración especializada de forma urgente.**

4.2 Contusión / fisuras / fracturas costales

Medidas generales

- Siga el tratamiento pautado por el médico.
- El dolor puede aumentar en los siguientes días y mantenerse durante varias semanas.
- Evite realizar deporte, esfuerzos físicos, actividades o movimientos que puedan aumentar el dolor.
- Evite volver a golpearse en la misma zona.
- Reposo relativo.
- Realice respiraciones de forma consciente y frecuente, respirar profundamente o toser.
- Coloque una almohada o la mano en la zona afectada cuando realice los ejercicios de respiración o cuando tosa.
- Evite la ropa ajustada o las fajas que le impidan respirar con normalidad.

- Evite fumar y ambientes con humo de tabaco o irritantes respiratorios.

- Puede ponerse frío local sobre la zona golpeada (dispositivos de gel, hielo, compresas frías o cualquier bolsa del congelador, liado en una gasa para evitar contacto directo con la piel) durante 15 - 20 minutos, varias veces al día.

¿Cuándo volver a consultar?

- **Se recomienda revisión por su médico de atención primaria en los días siguientes a esta consulta** (se aconseja que solicite la cita lo antes posible para evitar demorar dicha revisión).

- En caso de comenzar con fiebre, dificultad para respirar, tos que empeora, dolor que no cede, **se recomienda acudir al hospital de referencia para valoración especializada de forma urgente.**

4.3 Hombro doloroso

Medidas generales

- Siga el tratamiento pautado por el médico.

- Se recomienda reposo de la articulación (si el dolor es muy intenso, use cabestrillo durante los primeros días).

- Limite los movimientos, sobre todo los repetitivos o los que le produzcan dolor, como elevación del brazo sobre la cabeza.

- Si siente alivio con el frío, puede colocarse compresas frías o dispositivos de geles envueltos en gasas o paños durante 20 - 30 minutos cada 2 horas.

- Cuando mejore, se recomienda comenzar con ejercicios como:
    - Mover el brazo en círculos; al principio, pequeños y, luego, más grandes.
    - Suba y baje la mano por la pared como si fuera una araña, cada día subir un poco más alto.

Prevención

- Evite dormir con los brazos por encima de la cabeza.
- Evite los movimientos repetidos del hombro con el codo alejado del cuerpo.
- Evite trabajar con los brazos por encima de la cabeza.
- Evite cargar grandes pesos.
- Evite forzar el hombro hacia atrás en lugar de desplazar el cuerpo entero.
- Evite deportes que supongan un gran esfuerzo para el hombro.
- Siga con ejercicios de rehabilitación y fortalecimiento durante varias semanas.

¿Cuándo volver a consultar?

- Se recomienda revisión por su médico de atención primaria en los días siguientes a esta consulta (se aconseja que solicite la cita lo antes posible para evitar demorar dicha revisión).

4.4 Dolor de muñeca

Medidas generales y prevención

- Siga el tratamiento pautado por el médico.
- Ponga compresas frías o hielo (envuelto en una gasa o paño) sobre la zona dolorosa de 10 a 15 minutos varias veces al día.
- Evite movilizar mucho la muñeca, no coja peso con esa mano ni realice esfuerzos.
- Mantenga la muñeca por encima del nivel del corazón.

Prevención

- Si trabaja muchas horas con el ordenador:
  - Asegúrese de que el teclado esté lo suficientemente bajo para que las muñecas no se tengan que doblar hacia arriba mientras escribe (a la altura de los antebrazos).

- Pruebe a usar almohadillas o teclados divididos.

- Realice descansos con frecuencia de la actividad repetitiva en la que trabaje.

- Mantenga un peso saludable.

- Evite el consumo de alcohol.

- No fume.

- Si es diabético, tenga controlada su glucemia.

- Puede utilizar muñequeras / férulas para dormir por la noche; si el dolor es muy intenso, puede usarlas también durante el día.

¿Cuándo volver a consultar?

- Se recomienda revisión por su médico de atención primaria en los días siguientes a esta consulta (se aconseja que solicite la cita lo antes posible para evitar demorar dicha revisión).

4.5 Lumbalgia / lumbociática

Medidas generales

- Siga el tratamiento pautado por el médico.

- Evite el reposo prolongado (excepto con dolor muy intenso y un máximo de dos días).

- Se recomienda mantenerse activo e ir aumentando el grado de actividad según le permita el dolor (intente seguir con su actividad normal).

- Evite coger objetos pesados y realizar deporte.

- Duerma bocarriba con las rodillas flexionadas (colocarse una almohada bajo las rodillas) o de lado con las piernas flexionadas y una almohada entre ellas.

- Si tiene que conducir largas distancias, ponga una almohada o una toalla enrollada en la parte baja (curva) de la espalda.

- Puede ponerse calor local o frío (según note mejoría con uno o con otro) en la zona durante 15 - 20 minutos varias veces al día.

- Para el frío, use dispositivos de gel, hielo, compresas frías o cualquier bolsa del congelador, liado en una gasa para evitar contacto directo con la piel.

- Para el calor, use mantas eléctricas, bolsas de agua o arroz que se calientan, evite temperaturas muy altas del dispositivo para no quemarse.

- Si presenta dolor irradiado a la pierna (lumbociática), acuéstese y flexione la pierna que le molesta sobre el pecho para aliviar el dolor.

¿Cuándo volver a consultar?

- Se recomienda revisión por su médico de atención primaria en los días siguientes a esta consulta (se aconseja que solicite la cita lo antes posible para evitar demorar dicha revisión).

- En caso de aumento del dolor de forma intensa, debilidad en las piernas, problemas para el control de la orina o heces, fiebre elevada sin foco, se recomienda acudir al hospital de referencia para valoración especializada de forma urgente.

Medidas de prevención

- Lleve una dieta saludable y evite el sobrepeso.
- **Para levantarse de la cama:**
  - Duerma bocarriba con las rodillas flexionadas (colocarse una almohada bajo las rodillas) o de lado con las piernas flexionadas y una almohada entre ellas.
  - Use un colchón firme para dormir (ni duro ni blando).
  - Evite dormir bocabajo.

- Levántese despacio de la cama, poniéndose de lado hacia el borde de la cama, deje caer las piernas y, luego, siéntese apoyando las manos en el colchón.

- Cuando se siente en la cama, debe llegar con los pies al suelo.

- Realice estiramientos por la mañana.

- Realice estiramientos en la ducha con agua caliente.

- **Para sentarse o levantarse de una silla:**

  - Evite estar sentado en la misma postura durante mucho tiempo, realice cambios y levántese a realizar ejercicios de estiramiento suaves de espalda, cuello y brazos.

  - Siéntese en sillas con respaldos rectos o con apoyo para la parte baja de la espalda.

  - Siéntese despacio (no se deje caer, no se «desplome»).

  - Mantenga las rodillas algo más elevadas que las nalgas cuando se siente (puede ayudarse de un taburete bajo los pies).

  - Evite cruzar las piernas (mejor cruzar los tobillos).

  - Para levantarse, apóyese en los reposabrazos o en sus rodillas.

- **Para conducir:**

  - Si conduce largas distancias, realice descansos cada 2 horas.

  - Ponga una almohada o una toalla enrollada en la parte baja (curva) de la espalda.

  - Ajuste el asiento para alcanzar los pedales y mantener la espalda recta y pegada al respaldo.

- **Para las tareas domésticas:**

  - Use calzado cómodo sin o con muy poco tacón.

  - Vístase y póngase los zapatos sentado.

- Realice la limpieza del hogar poco a poco cada día (no haga limpieza general).

- La encimera de la cocina debe estar a la altura de la cintura.

- Vaya alternando las tareas.

- Siéntese para planchar.

- Haga las camas de rodillas o con las rodillas flexionadas (no doble la espalda).

- Barra y friegue de lado, con la escoba / fregona pegadas al cuerpo.

- Coja objetos pesados doblando las rodillas y apretando los músculos abdominales, pegando el objeto al cuerpo («abrazándolo») con la espalda recta.

- Empuje en vez de tirar de objetos pesados (apoye la espalda contra el objeto y empuje con las piernas).

- Realice varios viajes y reparta el peso en distintos paquetes.

- Reparta el peso entre los dos brazos, no sobrecargue solo un lado de la espalda.

- Evite giros bruscos, y gire todo el cuerpo, no solo la cintura.

- **Para el ejercicio:**

  - Manténgase activo realizando ejercicios suaves: caminar a diario, nadar suavemente, hacer gimnasia en la piscina, montar en bicicleta.

  - El ejercicio no debe provocarle dolor (puede estar cansado, pero no con dolor).

  - Si tiene que estar muchas horas en pie, busque un escalón, coloque un pie sobre él y vaya alternando.

  - Cuando camine mucho, haga descansos y apóyese en la pared.

  - Camine erguido.

Medidas generales

- Siga el tratamiento pautado por el médico.
- Puede ponerse frío sobre la zona (dispositivos de gel, hielo, compresas frías o cualquier bolsa del congelador, envuelto en una gasa para evitar el contacto directo con la piel o el vendaje) durante 15 - 20 minutos.
- Mantenga el miembro elevado moviendo los dedos.
- Apoye progresivamente según tolerancia y dolor.
- Si se retira el vendaje en su domicilio, se recomienda hacerlo introduciendo el pie en agua caliente unos minutos antes.
- Tras la retirada del vendaje puede sentir dolor o molestias las siguientes 24 - 48 horas, sobre todo por la noche.
- Una vez haya cedido el dolor, se recomiendan los siguientes ejercicios (3 veces al día hasta que recupere el movimiento completo del tobillo o se lo indique su médico de atención primaria):
  - Haga movimientos circulares con el tobillo trazando círculos con el pie (hacia dentro y hacia fuera).
  - Escriba el alfabeto en el aire con el dedo gordo.
  - Apriete contra el suelo una pelota de tenis con la planta del pie y muévala hacia los lados.
  - Ande intentando subir y bajar escaleras.
  - Camine de puntillas y de talones de forma alternativa, manteniéndose unos 3 segundos en cada posición.
- No vuelva a practicar deporte si lo hacía hasta que se lo indique su médico de atención primaria o el traumatólogo.

¿Cuándo volver a consultar?

- **Se recomienda revisión por su médico de atención primaria en los días siguientes a esta consulta** (se aconseja que solicite la cita lo antes posible para evitar demorar dicha revisión).

- En caso de aumento del dolor, inflamación, cambio de color de los dedos (amoratados), pérdida de sensibilidad en la punta de los dedos, fiebre, mal olor que procede de la inmovilización, se recomienda acudir al hospital de referencia para valoración especializada de forma urgente.

Prevención

- Evite hacer ejercicio o actividades deportivas cuando esté cansado o tenga dolor.
- Mantenga un peso saludable.
- Evite las caídas.
- Use zapatos de su talla, cómodos y adecuados a la actividad que vaya a realizar.
- Haga ejercicios diariamente y mantenga una buena forma física para practicar deportes.
- Haga ejercicios de calentamiento y estiramiento antes de practicar un deporte.
- Use el equipo protector adecuado (tobilleras…) mientras juega.
- Corra sobre una superficie plana.

4.7 Cuidados de vendajes y férulas

Medidas generales

- Mantenga la inmovilización el tiempo que le haya pautado el médico.
- Eleve el miembro inmovilizado.
- Mueva los dedos de la extremidad inmovilizada.
- Si nota que el vendaje se afloja, no se lo retire, acuda a urgencias o al centro de salud para que se lo cambien.
- No moje la inmovilización para ducharse:
  - Envuélvala con dos capas de plástico.
  - Ponga una bolsa de plástico sobre esas dos capas.

- Mantenga herméticamente cerrada la bolsa.
  - Puede preguntar por protecciones a prueba de agua en la farmacia u ortopedia.
- No se introduzca objetos punzantes para rascarse.
- No ponga polvo ni desodorantes dentro de la inmovilización.
- No recorte los bordes ni retire material del interior.
- Mantenga limpia la inmovilización, vigile que no le entre suciedad.
- Revise la piel alrededor de la inmovilización por si hay enrojecimiento, aumento de la inflamación, heridas, aumento de la temperatura, falta de sensibilidad.
- Revise la inmovilización por si se ha aflojado o hay daños, grietas y roturas.
- No apoyar la férula hasta que se lo indique el médico.

Se recomienda vigilar y acudir al hospital de referencia para valoración especializada si presenta:

- Frialdad de los dedos y del miembro inmovilizado.
- Cambios en la coloración de los dedos.
- Hormigueo, pérdida de sensibilidad.
- Imposibilidad de mover los dedos.
- Inflamación del miembro inmovilizado.
- Compresión, dolor o roce.
- Fiebre.
- Olor anormal o manchas húmedas en el vendaje.
- Dolor a la extensión de los dedos.

Bibliografía

- Educación para el paciente: Latigazo cervical (Conceptos Básicos). [Monografía de Internet]. UpToDate [Consultado: 29 de mayo de 2020]. Disponible en: http://www.uptodate.com/
- Esguince cervical. [Monografía en Internet]. Elsevier Patient Education [Consultado: 29 de mayo de 2020]. Disponible en: http://www.elsevier.com/

- Hiperextensión cervical. [Monografía en Internet]. Mayo Clinic [Consultado: 29 de mayo de 2020]. Disponible en: http://www.mayocilinic.org/

- DePalma MJ, Gasper JJ, Slipman CW. Common Neck Problems. Braddom's Physical Medicine and Rehabilitation. 2016; 32: 687-710.

- Rib contusion. [Monografía en Internet]. Elsevier Patient Education [Consultado: 29 de mayo de 2020]. Disponible en: http://www.elsevier.com/

- Weiser TG, Fracturas costales. [Monografía en Internet]. Manual MSD. Versión para profesionales [Consultado: 29 de mayo de 2020]. Disponible en: http://www.msdmanuals.com/

- Greenberg DL. Evaluation and treatment of shoulder pain. Med Clin North Am. 2014 May; 98(3): 487-504.

- Castro Menéndez M, Gallego Goyanes A. El hombro doloroso. [Monografía de Internet]. Sociedad Gallega de Cirugía Ortopédica y Traumatología [Consultado: 29 de mayo de 2020]. Disponible en: http://www.sogacot.org/

- 14.8 Dolor en el hombro. Unidad 14. Enfermedades del aparato locomotor. [Monografía de Internet]. Sociedad Española de Medicina Familiar y Comunitaria [Consultado: 29 de mayo de 2020]. Disponible en: http://www.semfyc.es/

- Vorvick LJ. Dolor de muñeca. [Monografía de Internet]. MedlinePlus. [Consultado: 31 de mayo de 2020]. Disponible en: http://www.medlineplus.gov/

- Gómez Conesa A. El síndrome del túnel del carpo. [Monografías de Internet]. Asociación Española de Fisioterapeutas. [Consultado: 31 de mayo de 2020]. Disponible en: http://www.aefi.net/

- Hermida Porto, L. Regueiro Mira, M. Información para pacientes con Lumbalgia. [Monografía en Internet]. Fisterra [Consultado: 31 de mayo de 2020]. Disponible en: http://www.fisterra.com/

- Chou R. Patient education: Low back education in adults (Beyond the Basics). [Monografía de Internet]. UpToDate [Consultado: 29 de mayo de 2020]. Disponible en: http://www.uptodate.com/

- 14.1. Espaldas sin dolor. Unidad 14. Enfermedades del aparato locomotor. [Monografía de Internet]. Sociedad Española de Medicina Familiar y Comunitaria [Consultado: 31 de mayo de 2020]. Disponible en: http://semfyc.es/

- 14.15. Esguince de tobillo. Rehabilitación. [Monografía de Internet]. Sociedad Española de Medicina Familiar y Comunitaria [Consultado: 31 de mayo de 2020]. Disponible en: http://www.semfyc.es/

- Información para pacientes sobre el esguince de tobillo. [Monografía en Internet]. Fisterra [Consultado: 29 de mayo de 2020]. Disponible en: http://www.fisterra.com/

- Gómez Enriquez C, Rodríguez Rodríguez MJ. Vendajes e Inmovilizaciones. Manual de bolsillo para Enfermería. Junta de Andalucía. 2015.

CAPÍTULO 5

RECOMENDACIONES EN PATOLOGÍA RESPIRATORIA

CAPÍTULO 5

RECOMENDACIONES EN PATOLOGÍA RESPIRATORIA

5.1 Catarro común / cuadro gripal

Medidas generales y prevención

- Siga el tratamiento pautado por el médico.

- Deje de fumar y evite ambientes con humo de tabaco.

- Evite la ingesta de alcohol.

- Se recomienda ingerir bastantes líquidos (unos 2 litros al día).

- Lávese las manos con agua y jabón de 15 a 30 segundos, prestando especial atención a las uñas, entre los dedos y las muñecas. En su defecto, puede usar geles hidroalcohólicos.

- Ayude a los niños pequeños a lavarse las manos.

- Mantenga sus uñas cortas.

- Evite tocarse los ojos, la nariz o la boca.

- Use pañuelos de un solo uso para cubrir la boca al toser o estornudar, y desecharlos inmediatamente.

- Se recomienda intentar estornudar o toser a la manga de la ropa (codo interno).

- Quédese en casa hasta que haya mejorado (por lo menos 24 horas sin síntomas).

- Se recomienda reposo en cama.

- Si hay inapetencia, está indicado abstenerse de comer y tomar agua mineral, zumos de fruta, de verdura cruda y caldo de verdura.

- Puede inhalar vapores durante unos 20 minutos.

- Evite el contacto con personas que tengan asma o enfermedades pulmonares crónicas y con personas sanas (para evitar contagios).
- Evite dar abrazos, besos y dar la mano.
- Ventile la habitación varias veces al día.
- Desinfecte las superficies y los objetos que se tocan con frecuencia (mandos a distancia, móviles, cubertería, pomos de las puertas…).

¿Cuándo lavarse las manos?

- Antes de preparar alimentos y comer.
- Después de toser, sonarse la nariz o estornudar.
- Después de dar la mano.
- Después de tener contacto con personas o cosas que puedan transportar gérmenes:
    - Pañales o un niño que acaba de ir al baño.
    - Comida que no está cocida (carne cruda, huevos crudos o vegetales sin lavar).
    - Animales o excrementos de animales.
    - Basura.
    - Una persona enferma.

¿Cuándo volver a consultar?

- Se recomienda revisión por su médico de atención primaria en los días siguientes a esta consulta (se aconseja que solicite la cita lo antes posible para evitar demorar dicha revisión).
- En caso de fiebre persistente muy elevada, dificultad para respirar, dolor torácico, mareos, confusión, vómitos, cefalea intensa, se recomienda acudir al hospital de referencia para valoración especializada de forma urgente.

Las recomendaciones y precauciones que se citan a continuación pueden variar en virtud de nuevas evidencias científicas, siendo, hasta la fecha de la presente publicación, las indicadas por las autoridades sanitarias.

Siga las recomendaciones que cada comunidad autónoma determine sobre el uso de mascarillas, guantes e higiene de manos en función del lugar donde se encuentre y las actividades que vaya a realizar.

Cualquier persona sospechosa de ser un caso de COVID-19 y/o con infección respiratoria aguda diagnosticada deberá ser aislada en una habitación individual (a ser posible con baño interior y ventilación exterior) durante un periodo mínimo de 14 días, con la puerta cerrada hasta la finalización del aislamiento.

Se suspenderán las visitas de familiares y amigos durante el tiempo que se tenga indicación de aislamiento.

Se informará a los miembros de la familia y convivientes de que, si el paciente es un caso en investigación y se convierte en un caso confirmado, serán considerados contactos para que tomen las medidas oportunas.

Deberá contactar con su médico de atención primaria y seguir las indicaciones del seguimiento durante el aislamiento que estén estipuladas según la comunidad autónoma.

La finalización del aislamiento será indicada según las autoridades de la salud pública de la comunidad autónoma correspondiente y se le informará de la resolución al paciente y convivientes.

Medidas generales de prevención ante coronavirus y otros virus

* Lávese las manos con frecuencia y de forma meticulosa con agua y jabón o con soluciones hidroalcohólicas.

* Evite tocarse los ojos, la nariz y la boca, ya que las manos facilitan su transmisión.

- Evite saludar dando la mano, realice un gesto con la misma o incline la cabeza o el cuerpo.

- Al toser o estornudar, cúbrase la boca y la nariz con el codo flexionado; lávese las manos a continuación.

- Use pañuelos desechables para eliminar secreciones respiratorias y tírelos tras su uso.

- Limpie con regularidad las superficies que más se tocan.

- Mantener al menos 1,5 metros de distancia entre personas.

- Utilice mascarilla higiénica cuando no sea posible mantener la distancia de seguridad o en el transporte público.

Medidas de protección de pacientes autónomos / independientes para las actividades de la vida diaria en aislamiento en el domicilio

- El paciente debe lavarse las manos con frecuencia con agua y jabón, especialmente después de toser o estornudar o manipular pañuelos que haya usado para cubrirse al toser. También puede utilizar soluciones hidroalcohólicas si las tuviera disponibles.

- Para evitar entradas innecesarias a la habitación, se le facilitará al comienzo del aislamiento todo lo que sea necesario para el autocuidado: baño, higiene, alimentación y medicación habitual prescrita.

- Se recomienda que el paciente tenga consigo en la habitación un teléfono móvil o un intercomunicador (como los utilizados para la vigilancia de los bebés) para poder comunicarse con los familiares.

- En caso de que sea imprescindible ir a las zonas comunes del domicilio, deberá utilizar mascarilla quirúrgica y realizar higiene de manos al salir de la habitación.

- Para evitar entradas innecesarias, el paciente realizará la limpieza y desinfección de la habitación si su estado físico y/o de salud se lo permiten.

- Si no se dispone de baño exclusivo, deberá ser limpiado con lejía doméstica tras cada uso de la persona aislada.

Medidas de protección de pacientes dependientes para las actividades de la vida diaria en aislamiento en el domicilio y sus cuidadores

- Debe reducirse al mínimo posible el número de personas que entren en contacto con el paciente: intentar que sea una única persona la que proporcione la atención necesaria y que utilice las medidas de protección individual indicadas (uso de bata, mascarilla quirúrgica y guantes desechables).

- Si el paciente puede utilizar un teléfono móvil, deberá disponer de él para poder comunicarse con sus cuidadores o con el personal sanitario si lo precisa o, en su defecto, un intercomunicador (como los utilizados para la vigilancia de los bebés).

- El paciente llevará una mascarilla quirúrgica mientras el cuidador permanezca cerca del enfermo.

- La persona que realice los cuidados no debe tener factores de riesgo de complicaciones para la COVID-19: enfermedades crónicas cardiacas, pulmonares, renales, inmunodepresión, diabetes o embarazo.

- Deberá lavarse las manos frecuente con agua y jabón (si estuvieran sucias o manchadas con fluidos) o con solución hidroalcohólica (si están visiblemente limpias) antes y después de cualquier contacto con el paciente o con su entorno inmediato.

- Utilizar guantes no exime de realizar la correcta higiene de manos tras la retirada de los mismos.

- Las uñas deben llevarse cortas y cuidadas, evitando el uso de anillos, pulseras, relojes de muñeca u otros adornos.

Medidas de protección de la familia y convivientes en el domicilio

- Deben permanecer en una habitación diferente, teniendo el mínimo contacto con el paciente.

- Evitar el contacto directo con los fluidos corporales, especialmente los orales o secreciones respiratorias y heces.

- No se deben compartir objetos de uso personal como cepillos de dientes, vasos, platos, cubiertos, toallas, etcétera.

- Se mantendrán bien ventiladas las zonas comunes.

- Todos los convivientes deben lavarse las manos con frecuencia con agua y jabón (si estuvieran sucias o manchadas con fluidos) o solución hidroalcohólica (si están visiblemente limpias) antes y después de cualquier contacto con el paciente o su entorno inmediato.

- En caso de que sea necesario entrar por circunstancias muy justificadas en la habitación del paciente, se dispondrá en la entrada de la habitación de dispensadores con solución hidroalcohólica para un correcto lavado de manos, pañuelos desechables y medidas de protección individual.

Medidas de protección individual para acceder a la habitación del paciente

- Colóquese una bata cerrada por la espalda antes de entrar en la habitación, puede ser de tela reutilizable.

- Utilice protección respiratoria: mascarilla quirúrgica. Compruebe que esté bien ajustada y que no sale aire por las zonas laterales. No hay que tocar ni manipular la mascarilla mientras la lleve puesta. Si se moja o se mancha de secreciones, se cambiará de inmediato.

- Después de realizar la higiene de manos, colóquese unos guantes limpios desechables y cámbieselos si se rompen o están visiblemente sucios. Se utilizarán para cualquier contacto que implique manejo de las secreciones del enfermo.

- Deberá extremar las medidas de precaución cada vez que entre en contacto con el paciente o con sus fluidos (sangre, heces, orina, vómitos, saliva...), por ello la importancia del uso de mascarillas quirúrgicas y guantes desechables.

- Antes de abandonar la habitación, retírese la bata y los guantes y deséchelos.

- Realice inmediatamente una adecuada higiene de manos.

- Retírese la mascarilla fuera de la habitación y deséchela.

- Todo el material desechable utilizado se deberá introducir en un cubo con tapa de apertura con pedal (un cubo dentro de la habitación) con bolsa que pueda cerrarse con facilidad o con cierre hermético y eliminarse en los contenedores de basura habituales.

- El material no desechable (bata) se colocará en una bolsa cerrada y se lavará a 60 - 90 grados.

Higiene correcta de manos (la duración debe ser entre 40 y 60 segundos)

1. Mójese las manos.

2. Aplique suficiente jabón para cubrir todas las superficies de las manos.

3. Frótese las palmas de las manos entre sí haciendo movimientos circulares.

4. Frótese la palma de la mano derecha contra el dorso de la izquierda entrelazando los dedos, y viceversa.

5. Frótese las palmas de las manos entre sí, con los dedos entrelazados.

6. Frótese el dorso de los dedos de una mano contra la palma de la mano opuesta, manteniendo unidos los dedos.

7. Rodeando el pulgar izquierdo con la palma de la mano derecha, fróteselo con un movimiento de rotación, y viceversa.

8. Enjuáguese las manos hasta que no queden restos de jabón.

9. Séqueselas con una toalla de un solo uso.

10. Utilice la toalla para cerrar el grifo.

¿Cómo **lavarse** las manos?

Duración de todo el procedimiento: 40-60 segundos

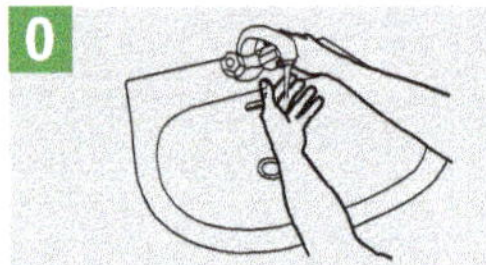

0 Mójese las manos con agua;

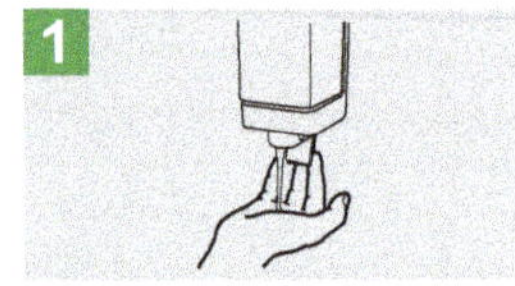

1 Deposite en la palma de la mano una cantidad de jabón suficiente para cubrir todas las superficies de las manos;

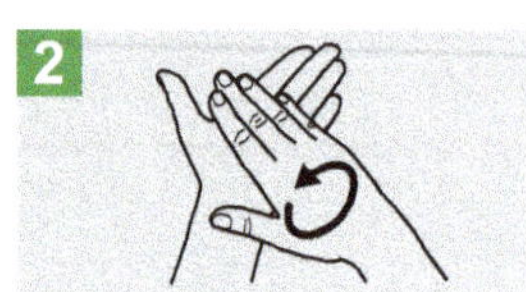

2 Frótese las palmas de las manos entre sí;

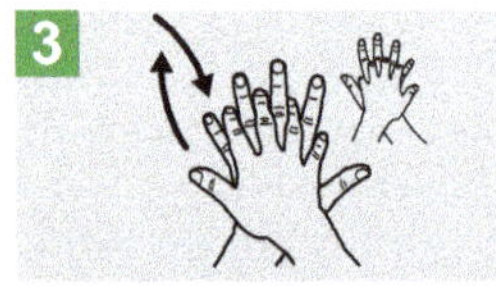

3 Frótese la palma de la mano derecha contra el dorso de la mano izquierda entrelazando los dedos y viceversa;

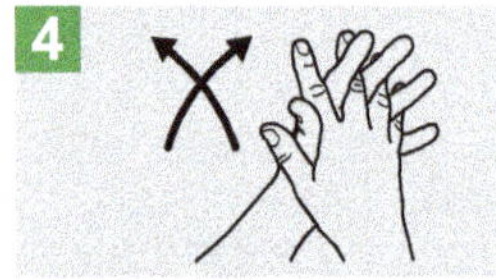

4 Frótese las palmas de las manos entre sí, con los dedos entrelazados;

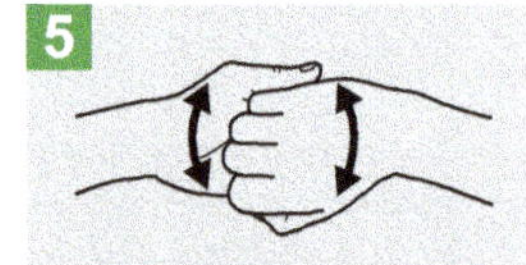

5 Frótese el dorso de los dedos de una mano con la palma de la mano opuesta, agarrándose los dedos;

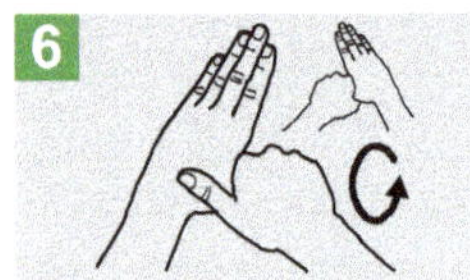

6 Frótese con un movimiento de rotación el pulgar izquierdo, atrapándolo con la palma de la mano derecha y viceversa;

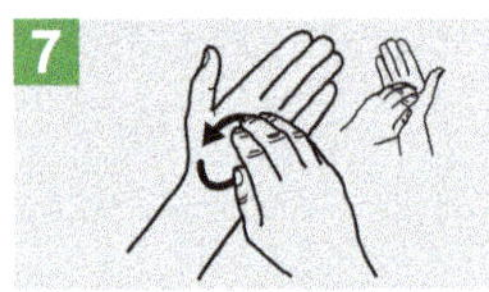

7 Frótese la punta de los dedos de la mano derecha contra la palma de la mano izquierda, haciendo un movimiento de rotación y viceversa;

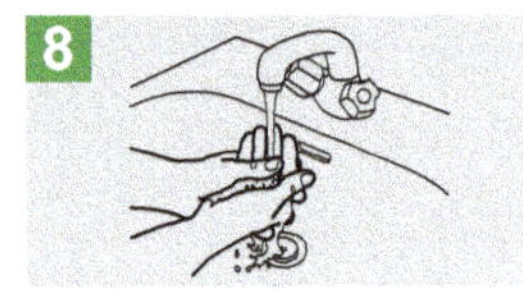

8 Enjuáguese las manos con agua;

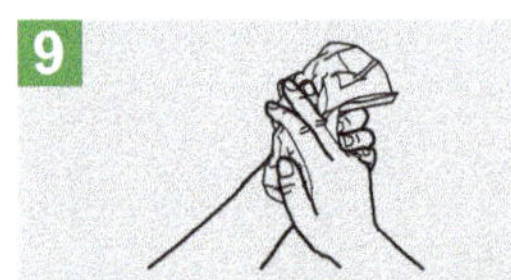

9 Séquese con una toalla desechable;

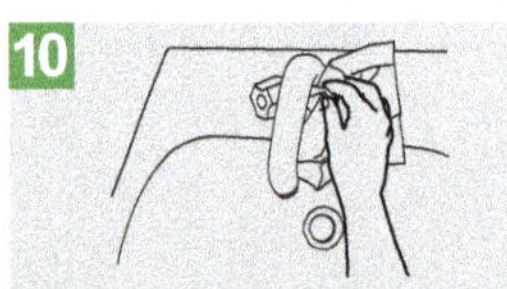

10 Sírvase de la toalla para cerrar el grifo;

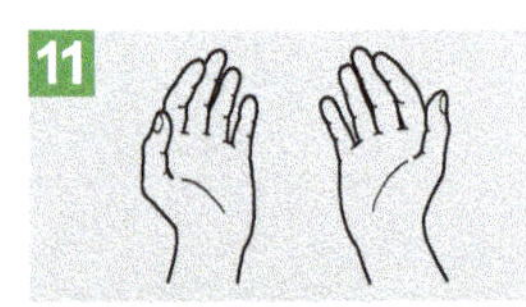

11 Sus manos son seguras.

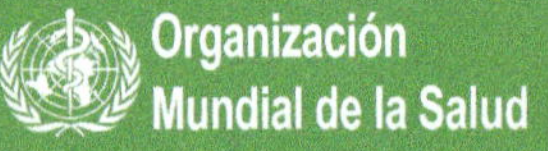

La Organización Mundial de la Salud ha tomado todas las precauciones razonables para comprobar la información contenida en este documento. Sin embargo, el material publicado se distribuye sin garantía de ningún tipo, ya sea expresa o implícita. Compete al lector la responsabilidad de la interpretación y del uso del material. La Organización Mundial de la Salud no podrá ser considerada responsable de los daños que pudiera ocasionar su utilización. La OMS agradece a los Hospitales Universitarios de Ginebra (HUG), en particular a los miembros del Programa de Control de Infecciones, su participación activa en la redacción de este material.

Organización Mundial de la Salud, Octubre 2010

Manejo de residuos en el domicilio y limpieza

- La ropa de la habitación de la persona aislada y la bata reutilizable de la persona que entre en la habitación será embolsada y se cerrará dentro de la propia habitación.
- Evite sacudir la ropa antes de lavarla.
- Lave la ropa de cama, toallas, etc., de las personas enfermas con jabones o detergentes habituales a 60 - 90 °C y deje que se seque completamente.
- El material desechable utilizado por la persona enferma y sus cuidadores (guantes, pañuelos, mascarillas), y cualquier otro residuo del paciente, se eliminará en el cubo de basura dispuesto dentro de la habitación, preferiblemente con tapa y pedal de apertura. La bolsa de plástico debe tener cierre hermético y cerrarse antes de sacarse de la habitación.
- La bolsa con los residuos podrá descartarse con el resto de los residuos domésticos siempre que estén introducidos en una bolsa cerrada herméticamente.
- Los cubiertos, vasos, platos y demás utensilios reutilizables se lavarán con agua caliente y detergente y con lejía o, preferiblemente, en el lavavajillas a 60 - 90 grados.
- No es necesario el uso de utensilios de cocina desechables.
- Es importante asegurar una correcta limpieza de las superficies y de los espacios; se recomienda que sean limpiadas con material desechable y desinfectadas diariamente con un desinfectante doméstico que contenga lejía a una dilución 1:100 (1 parte de lejía y 99 partes de agua), preparado el mismo día que se va a utilizar, o una solución de lejía con una concentración al 0,1 %, etanol al 62 - 71 % o agua oxigenada al 0,5 %, en un minuto.
- Es importante que no quede humedad en la superficie cercana a la persona aislada.
- Si se utiliza material textil para la limpieza, se introducirá también en una bolsa hermética y se lavará a 60 - 90 grados.

- La persona encargada de la limpieza deberá protegerse de forma adecuada con mascarilla y guantes.

- Tras realizar la limpieza se deberá realizar correcta higiene de manos.

¿Qué hay que vigilar en el paciente?

- Aumento de la dificultad para respirar o sensación de falta de aire.

- Aumento de la expectoración.

- Fiebre que no se controla con el tratamiento.

- Dolor o presión en el pecho.

- Sangre en los esputos.

- Vómitos y/o diarrea intensa.

- Confusión, letargia, dolor de cabeza intenso.

- Cansancio intenso.

- Pérdida del sentido del olfato o gusto.

En caso de presentar alguna de las complicaciones, póngase en contacto con los servicios de emergencias para trasladar al paciente al hospital de referencia para valoración especializada de forma urgente.

En los cuidadores y convivientes, hay que vigilar la aparición de:

- Fiebre.

- Tos seca.

- Cansancio.

- Dolor de garganta.

- Dificultad para respirar o sensación de falta de aire.

- Dolor y/o molestias de articulaciones y músculos.

- Vómitos y/o diarrea.

- Pérdida del sentido del olfato o gusto.

- Confusión, cefalea intensa.

En caso de presentar algunos de los síntomas, **aíslese y póngase en contacto con su médico de atención primaria** para que valore su situación y le indique las medidas a tomar; o según el estado en el que se encuentre, con los servicios de emergencias para acudir al hospital de referencia para valoración especializada de forma urgente.

5.3 Agudizaciones de asma

Medidas generales y prevención

- Siga el tratamiento pautado por el médico.

- Use correctamente los inhaladores y de manera continuada (se es asmático siempre y se tiende a abandonar la medicación cuando el paciente se encuentra bien).

- Mantenga un peso saludable y lleve una dieta equilibrada.

- No fume y evite el humo del tabaco.

- Si es invierno, cúbrase la boca y la nariz con bufanda al salir a caminar o al hacer deporte.

- Si el deporte le produce la crisis, no lo realice o póngase el tratamiento preventivo que tenga pautado.

- Si el estrés le produce la crisis, intente evitarlo.

- Evite el contacto con los desencadenantes conocidos y no acuda a lugares en los que haya gran concentración (ácaros del polvo, moho, pólenes de árboles, plantas, gramíneas, polvo, entorno laboral, pelos de mascotas, contaminación del aire, humo de tabaco, humo de combustiones [madera, carbón], aerosoles irritantes [perfumes fuertes, lejía], aire frío y seco humedad y lugares mal ventilados).

- Evite la toma de determinados fármacos (beta-bloqueantes, aspirina, antiinflamatorios tipo ibuprofeno).

- Dúchese antes de acostarse para eliminar el alérgeno de la piel y del cabello si ha estado expuesto.

- Use mascarilla si no puede evitar el contacto con el alérgeno y debe exponerse.

- Evite ejercicios y actividades al aire libre en época de polinización si le produce crisis.

- No viaje con las ventanillas bajadas en el coche.

- No salga a secar la ropa al exterior.

- Si hace viento, cierre las ventanas del domicilio.

- En caso de alergias a mascotas, evite que se acerquen al rostro y duerman en la misma habitación. Se recomienda que se bañen con frecuencia.

- Evite los cambios bruscos de temperatura.

- Evite o minimice los objetos susceptibles de acumular polvo (alfombras, moquetas, cortinas, peluches, estanterías con libros).

- Mantenga el hogar limpio; utilice filtros de aire de alta eficiencia en aspiradoras y/o purificadores de aire.

- Aprenda a respirar utilizando esencialmente el diafragma:
  - Tome aire por la nariz de forma lenta, hinchando el vientre como si fuera un balón.
  - Expulse suavemente el aire por la boca juntando los labios como si fuera a silbar.
  - Realice esta respiración cuando sienta ahogo, aparezcan pitos o se sienta cansado.

¿Cuándo volver a consultar?

- **Se recomienda revisión por su médico de atención primaria en los días siguientes a esta consulta** (se aconseja que solicite la cita lo antes posible para evitar demorar dicha revisión).

- En caso de persistencia y/o aumento de los síntomas, dificultad para realizar las tareas cotidianas, disnea intensa, pitos, labios y/o uñas amoratadas, fiebre, **se recomienda acudir al hospital de referencia para valoración especializada de forma urgente.**

Medidas generales y prevención

- Siga el tratamiento pautado por el médico.
- Use correctamente los inhaladores.
- Evite tomar medicación opioide o ansiolíticos tipo diazepam.
- Mantenga en el domicilio un ambiente óptimo (45 % de humedad y temperatura entre 19 - 21 °C).
- Evite fumar y ambientes con humo de tabaco o irritantes.
- Mantenga un peso saludable.
- Realice ejercicio físico suave y a diario, adaptado a su capacidad.
- Siga una dieta saludable, realizando 5 - 6 comidas al día repartidas en pequeñas cantidades. Coma despacio y bien:
  - Consumir 3 - 4 raciones de fruta para asegurarse la ingesta de vitaminas y minerales.
  - Consumir pescado 2 - 3 veces a la semana, considerando que al menos dos sean pescado azul (sardina, boquerón, bonito, caballa, salmón).
  - Disminuir el consumo de grasa animal.
  - Usar preferentemente aceite de oliva virgen para cocinar y condimentar.
  - No consumir alimentos muy fríos o muy calientes.
  - Tomar abundantes líquidos (1,5 - 2 litros al día).
- Se recomienda que disminuya el consumo de alcohol y, sobre todo, que no lo tome durante la cena.
- Se recomienda que no tome café, té ni bebidas energéticas.
- Se recomienda que tenga una higiene de sueño correcta: establezca rutinas para acostarse, levantarse y descansar.
- No descuide su higiene personal, si se fatiga, adapte las actividades a su capacidad (lavarse más despacio, sentado, usando toallas pequeñas para secarse).
- Utilizar ropa holgada y adecuada a cada época del año.

¿Cuándo volver a consultar?

- Se recomienda revisión por su médico de atención primaria en los días siguientes a esta consulta (se aconseja que solicite la cita lo antes posible para evitar demorar dicha revisión).

- En caso de persistencia y/o aumento de los síntomas, color amoratado de los labios, dificultad respiratoria, confusión, edema en piernas, fiebre elevada, se recomienda acudir al hospital de referencia para valoración especializada de forma urgente.

5.5 Infecciones respiratorias de alta domiciliaria

Medidas generales y prevención

- Siga el tratamiento pautado por el médico.
- Deje de fumar y evite ambientes con humo de tabaco.
- Se recomienda el lavado correcto de manos con agua y jabón de 15 a 30 segundos, prestando especial atención a las uñas, entre los dedos y las muñecas. En su defecto, puede usar geles hidroalcohólicos.
- Repose en su domicilio hasta que mejore y se lo indique su médico.
- Puede realizar inhalaciones de vapores.

¿Cuándo lavarse las manos?

- Antes de preparar alimentos y comer.
- Después de toser, sonarse la nariz o estornudar.
- Después de dar la mano.
- Después de tener contacto con personas o cosas que puedan transportar gérmenes:
  - Pañales o un niño que acaba de ir al baño.

- Comida que no está cocida (carne cruda, huevos crudos o vegetales sin lavar).
- Animales o excrementos de animales.
- Basura.
- Una persona enferma.

¿Cuándo volver a consultar?

- Se recomienda revisión por su médico de atención primaria en los días siguientes a esta consulta (se aconseja que solicite la cita lo antes posible para evitar demorar dicha revisión).

- En caso de fiebre persistente muy elevada, dificultad para respirar, dolor torácico, tos con sangre, tos que le dificulte hablar, mareos, confusión, vómitos, cefalea intensa, pérdida de peso inexplicable, se recomienda acudir al hospital de referencia para valoración especializada de forma urgente.

5.6 Uso de inhaladores

Les describimos a continuación el uso de dos de los sistemas de inhalación más habituales, no obstante y dada la gran variedad de dispositivos de inhalación de los distintos laboratorios, le recomendamos que lean atentamente las recomendaciones adjuntas en el envase de cada inhalador.

Uso de inhalador con sistema presurizado

- Retire el tapón del inhalador.
- Agite el inhalador en posición vertical durante 5 segundos.
- Sostenga el inhalador de forma vertical con un dedo en la parte superior del envase y el pulgar en la parte inferior del inhalador.
- Expulse el aire de los pulmones (sople).
- Coloque la boquilla del inhalador en la boca, cerrando bien los labios y sellando.

- Cuando coja aire fuertemente, presione hacia abajo el mecanismo del inhalador.

- Siga cogiendo aire todo lo que pueda de forma profunda y lentamente por la boca.

- Cuando los pulmones estén llenos, aguante la respiración 5 - 10 segundos.

- Expulse el aire lentamente.

- Si precisa repetir, espere unos 30 segundos antes de reanudar todos los pasos.

- Limpie la boquilla del inhalador y vuelva a colocarle la tapa.

- Enjuáguese la boca con bicarbonato y haga gárgaras.

Uso de inhalador presurizado con cámara

- Ensamble las piezas de la cámara.

- Retire el tapón del inhalador.

- Agite el inhalador en posición vertical durante 5 segundos.

- Acople el inhalador en la cámara.

- Apriete el pulsador una sola vez, con la cámara en horizontal.

- Coja aire de forma lenta, suave y profunda por la boca durante 5 segundos (respiraciones normales).

- Aguante la respiración durante 10 segundos.

- Expulse el aire lentamente.

- Si precisa repetir, espere unos 30 segundos antes de reanudar todos los pasos.

- Retire el inhalador de la cámara y vuelva a colocarle la tapa.

- Enjuáguese la boca con bicarbonato y haga gárgaras.

Uso de inhalador sistema Turbuhaler®

- Desenrosque la tapa y sostenga el inhalador en posición vertical, con la rosca hacia abajo.

- Cargue la dosis, manteniendo el inhalador vertical, girando la rosca hacia la derecha, hasta hacer tope, y después hacia la izquierda, hasta oír un «clic». En ese momento, la dosis está preparada.

- Expulse el aire de los pulmones manteniendo el inhalador alejado de la boca.

- Ajuste la boquilla entre los labios, sujetando el inhalador por la zona de la rosca, sin obturar ninguno de los orificios del inhalador, e inspirar profundamente durante unos segundos.

- Saque el inhalador de la boca, aguante la respiración durante unos 10 segundos y, luego, expulse el aire lentamente.

- Si precisa una nueva dosis, repita todos los pasos desde el punto 2 esperando unos 30 segundos.

- Limpie la boquilla del inhalador y vuelva a colocarle la tapa.

- Enjuáguese la boca con bicarbonato y haga gárgaras.

Bibliografía

- El resfriado común: Protéjase y proteja a los demás. [Monografía en Internet]. Centro para el Control y la Prevención de Enfermedades [Consultado: 5 de mayo de 2020]. Disponible en: http://www. cdc.gov/

- La gripe. [Monografía en Internet]. Fisterra [Consultado: 5 de mayo de 2020]. Disponible en: http://www.fisterra.com/

- 5 consejos para ayudar a prevenir infecciones. [Monografía en Internet]. Centro para el Control y la Prevención de Enfermedades [Consultado: 5 de mayo de 2020]. Disponible en: http://www. cdc.gov/

- Recomendaciones para los casos en investigación o confirmados, en domicilio. Ministerio de Sanidad [Consultado: 9 de julio de 2020]. Disponible en: https://www.mscbs.gob.es/profesionales/ saludPublica/ccayes/alertasActual/nCov-China/documentos.htm

- Repiso Torres J. Recomendaciones de actuación en personas con sospecha de caso de covid-19 o con infección respiratoria aguda diagnosticadas por médico de familia y que tengan la posibilidad de permanencia en el domicilio o en centro residencial. Junta de Andalucía. Consejería de Salud y Familias [Consultado: 9 de julio de 2020]. Disponible en: http://ws050.juntadeandalucia.es/

- Manejo en atención primaria y domiciliaria del COVID-19. Ministerio de Sanidad. [Consultado: 9 de julio de 2020]. Disponible en: https://www.mscbs.gob.es/profesionales/saludPublica/ccayes/alertasActual/nCov-China/documentos.htm

- Enfermedad por coronavirus, COVID-19. Actualización, 3 de julio de 2020. Ministerio de Sanidad [Consultado: 9 de julio de 2020]. Disponible en: https://www.mscbs.gob.es/profesionales/saludPublica/ccayes/alertasActual/nCov-China/documentos.htm

- World Health Organization. Infection prevention and control during health care when novel coronavirus (nCoV) infection is suspected. Interim Guidance Geneva2020. WHO/2019-nCoV/IPC/v2020.1. [Consultado: 9 de julio de 2020]. Disponible en: https://www.who.int/publications-detail/infection-prevention-and-control-during-health-care-when-novelcoronavirus-(ncov)-infection-is-suspected

- ¿Qué puedo hacer para protegerme del nuevo coronavirus y otros virus respiratorios? Ministerio de Sanidad [Consultado: 10 de julio de 2020]. Disponible en: https://www.mscbs.gob.es/profesionales/saludPublica/ccayes/alertasActual/nCov-China/ciudadania.htm

- Brote de enfermedad por coronavirus (COVID-19): orientaciones para el público: Medidas de protección básicas contra el nuevo coronavirus Organización Mundial de la Salud [Consultado: 10 de julio de 2020]. Disponible en: https://www.who.int/es/emergencies/diseases/novel-coronavirus-2019/advice-for-public

- ¿Cómo lavarse las manos? Organización Mundial de la Salud [Consultado: 10 de julio de 2020]. Disponible en: https://www.who.int/csr/resources/publications/swineflu/gpsc_5may_How_To_HandWash_Poster_es.pdf

- Ortega VE, Genese F. Asma. [Monografías de Internet]. Manual MSD [Consultado: 29 de mayo de 2020]. Disponible en: http://www.msdmanuals.com/

- Educación para el paciente: Cómo evitar los desencadenantes del asma (Conceptos Básicos). [monografías de Internet]. UpToDate [Consultado: 29 de mayo de 2020]. Disponible en http://www.uptodate.com/

- Global Initiative for Asthma. Global Strategy for Asthma Management and Prevention, 2020. Disponible en: www.ginasthma.org

- Fanta CH. Patient education: Asthma treatment in adolescents and adults (Beyond the Basics). [monografías de Internet]. UpToDate [Consultado: 29 de mayo de 2020]. Disponible en: http://www.uptodate.com/

- Grupo de Trabajo de GesEPOC. Guía de Práctica Clínica para el Diagnóstico y Tratamiento de Pacientes con Enfermedad Pulmonar Obstructiva Crónica (EPOC). Guía Española de la EPOC (GesEPOC). Versión 2017. Arch Bronconeumol. 2017;53(1):2-64.

- Global Initiative for Chronic Obstructive Lung Disease. Global strategy for the diagnosis, management, and prevention of chronic obstructive pulmonary disease (2018 Report). [Monografías de Internet] [Consultado 29 de mayo de 2020]. Disponible en: http://www.goldcopd.org/

- Recomendaciones para pacientes con enfermedad pulmonar obstructiva crónica (EPOC). [monografías de Internet]. Asociación de Neumología y Cirugía Torácica del SUR [Consultado: 29 de mayo de 2020]. Disponible en: http://www.neumosur.net/

- Educación para el paciente: Bronquitis aguda (Conceptos Básicos). [Monografías de Internet]. UpToDate [Consultado: 29 de mayo de 2020]. Disponible en http://www.uptodate.com/

- Acute Bronchitis [Monografía en Internet]. [Consultado: 29 de mayo de 2020]. Disponible en: http://www.elsevier.com/

- Úbeda Sansano MI, Cortés Rico O, Montón Álvarez JL, Lora Espinosa A, Praena Crespo M. Dispositivos de inhalación. El Pediatra de Atención Primaria y los dispositivos de inhalación. Documentos técnicos del GVR. [monografías de Internet]. Asociación Española de Pediatría de atención primaria [Consultado: 29 de mayo de 2020]. Disponible en http://www.aepap.org/grupos/grupo-de-vias-respiratorias/

- Educación para el paciente: Cómo se usa el inhalador de dosis medida (adultos) (Conceptos Básicos). [Monografías de Internet]. UpToDate [Consultado: 29 de mayo de 2020]. Disponible en http://www.uptodate.com/

CAPÍTULO 6

RECOMENDACIONES EN PATOLOGÍA CARDIACA Y VASCULAR

CAPÍTULO 6

RECOMENDACIONES EN PATOLOGÍA CARDIACA Y VASCULAR

6.1 Insuficiencia cardiaca

Medidas generales y prevención

- Siga el tratamiento pautado por el médico.

- Evite tomar antiinflamatorios no esteroideos tipo ibuprofeno.

- Controle su peso diariamente (por las mañanas sin ropa, al levantarse y después de haber orinado).

- Suspender el tabaco y el alcohol.

- Controle su tensión arterial y la frecuencia cardiaca, tómesela en diferentes momentos y anótela para mostrárselas a su médico.

- Si presenta mareos al levantarse o al estar de pie, tómese la presión arterial también en pie, anótelo y muéstreselo a su médico.

- Realice ejercicio físico (si su estado lo permite) de moderada intensidad (caminar, nada, montar en bicicleta) durante, al menos, 20 - 30 minutos al día, 5 - 6 veces a la semana, a la misma hora y de forma gradual la intensidad.

- No realice ejercicio durante las dos horas siguientes tras haber comido.

- Evite realizar ejercicio en las horas de mayor temperatura en la calle.

- Evite los ejercicios bruscos y violentos, y los deportes de competición o aquellos esfuerzos que le produzcan falta de aire o dolor torácico.

- Tome dieta pobre en sal.

- No conduzca si siente fatiga o ahogo en reposo o con las actividades de la vida diaria (comer, vestirse, bañarse, caminar por casa).

- Evite la grasa en la dieta y los fritos.

- Use modalidades de cocinado sencillas: horno, cocción, plancha.

¿Cuándo volver a consultar?

- **Se recomienda revisión por su médico de atención primaria en los días siguientes a esta consulta** (se aconseja que solicite la cita lo antes posible para evitar demorar dicha revisión).

- En caso de empeoramiento de la hinchazón en los tobillos y/o piernas que le deja huella, aumento de la falta de aire, disminución de la cantidad de orina diaria, necesidad de dormir con muchas almohadas o sentarse en el sillón por la noche, tos irritativa persistente, dolor torácico, cansancio intenso, aumento de peso superior a 1 kg en el día o 2 kg en tres días consecutivos, **se recomienda acudir al hospital de referencia para valoración especializada de forma urgente.**

Consejos para una dieta sin sal

- Cocine sin sal.

- Retire el salero de la mesa.

- Utilice condimentos para mejorar el sabor como ajo, perejil, vinagre, limón y hierbas aromáticas (romero, tomillo...).

- No utilice condimentos que sepan salados como el Avecrem y Starlux.

- Evite comidas con alto contenido en sal:
  - Todos los alimentos enlatados, congelados, precocinados y comidas rápidas.
  - Pan y bollería (compre pan sin sal).

– Embutidos: chorizo, salchichón, mortadela, lomo, salchichas tipo Frankfurt, jamón serrano y jamón cocido (tipo York).

– Salsas tipo mayonesa, mostaza o kétchup.

– Leche en polvo y leche condensada.

– Quesos de todos los tipos, salvo el queso fresco de tipo Burgos «sin sal».

– Aperitivos: patatas chips, aceitunas, anchoas y frutos secos.

Alimentos ricos en grasas que debe evitar

- Embutidos: chorizo, salchichón, mortadela, salchichas tipo Frankfurt, jamón cocido y jamón serrano salvo la parte magra.

- Leche entera. Utilice leche semidesnatada o desnatada.

- Derivados lácteos como mantequilla y todos los quesos. Utilice margarina de girasol o de maíz en cantidad moderada.

- Productos de pastelería y bollería como tartas, pasteles, magdalenas, sobaos y croissant.

- Carnes rojas: cerdo, vaca, buey, cordero, pato y vísceras en general (riñones, mollejas, sesos...). Sin embargo, puede comer ternera sin grasa, pollo, retirando la piel para cocinarlo, y conejo. Puede comer todo tipo de pescados, incluidos los azules.

- Yema de huevo.

- Fritos y rebozados.

6.2 Crisis hipertensiva

Medidas generales y prevención

- Siga el tratamiento pautado por el médico.

- Mantenga un peso saludable.

- Aumente el consumo de frutas, vegetales y alimentos ricos en calcio (los lácteos deben ser desnatados si además se padece obesidad o aumento del colesterol, en especial, si tiene insuficiencia renal).

- Reduzca el consumo de sal (no añadirla a la mesa, cocinar con poca / ninguna, evitar los alimentos precocinados, conservas, embutidos, salazones, ahumados, pastillas para caldo…). Se pueden utilizar otros condimentos y cocinar al vapor o a la plancha.
- Reduzca el consumo de alcohol.
- Deje de fumar.
- Limite el consumo de café (máximo 3 tazas al día, o si su tensión no está bien controlada, tómelo descafeinado).
- Evite el consumo de drogas.
- Reduzca el consumo de grasas y carnes de origen animal.
- Haga ejercicio físico regularmente: caminar a buen paso 45 - 60 minutos diarios, nadar o pedalear.
- Evite en lo posible las situaciones que le produzcan estrés.

¿Cuándo volver a consultar?

- Se recomienda revisión por su médico de atención primaria en los días siguientes a esta consulta (se aconseja que solicite la cita lo antes posible para evitar demorar dicha revisión).
- En caso de cifras muy elevadas que no ceden con la toma de medicación, sensación de taquicardia, alteración de la conciencia, síncope, mareos, dolor torácico, crisis convulsivas, problemas en la visión, rigidez de nuca, edemas, se recomienda acudir al hospital de referencia para valoración especializada de forma urgente.

Toma correcta de tensión arterial

- Vigile las cifras tensionales, acuda a farmacia si no tiene tensiómetro en su domicilio.
- Tome la tensión en diferentes momentos del día y anótelo para indicárselo a su médico de atención primaria.
- Esté en una habitación tranquila, sin ruidos y a temperatura templada (20 - 25°).

- Evite la entrada y salida de personas mientras se tome la tensión.
- Media hora antes, debe evitar fumar y hacer ejercicio físico, y tomar cualquier comida o bebida, especialmente café, té o bebidas alcohólicas.
- Orine antes de tomarse la tensión.
- Repose sentado cinco minutos.
- Debe estar en reposo y en silencio, con el brazo desnudo, el antebrazo apoyado en la mesa y la espalda en el respaldo de la silla.
- No cruce las piernas.
- Se recomienda manguito de antebrazo, los de muñeca no son fiables.

6.3 Tromboflebitis superficial y trombosis venosa profunda

Medidas generales y de prevención

- Siga el tratamiento pautado por el médico.
- Mantenga elevada la extremidad mientras se encuentre sentado o tumbado.
- Manténgase activo, con movilización y deambulación precoz, realizando diariamente ejercicio de bajo impacto (caminar, natación, yoga, bicicleta).
- Evite estar mucho tiempo en pie.
- Póngase compresas frías sobre la zona.
- No fume y evite el consumo de alcohol.
- Mantenga un peso saludable.
- Evite ropa apretada, use ropa cómoda y suelta.
- Si tiene que estar mucho tiempo sentado, cambie de posición, mueva las piernas y los pies, y programe levantarse para caminar un poco.
- Evite estar mucho tiempo en pie en la misma postura.
- Evite exposición prolongada al calor (sol, baños calientes).

¿Cuándo volver a consultar?

- **Se recomienda revisión por su médico de atención primaria en los días siguientes a esta consulta** (se aconseja que solicite la cita lo antes posible para evitar demorar dicha revisión).

- En caso de presentar dolor torácico con dificultad para respirar, frecuencia cardiaca elevada y mareos, reacción alérgica a la heparina (erupción cutánea, urticaria, picor, hinchazón de cara, lengua, labios), sangrado en encías, tos con sangre, heces con sangre roja o negra, confusión, problemas de visión, aumento de dolor e inflamación en el miembro afectado, **se recomienda acudir al hospital de referencia para valoración especializada de forma urgente.**

Bibliografía

- Recomendaciones al paciente con insuficiencia cardiaca. [Monografía en Internet]. Sociedad Asturiana de Cardiología [Consultado: 31 de mayo de 2020]. Disponible en: http://www.sacardiologia.es/

- Información para pacientes sobre la insuficiencia cardiaca. [Monografía en Internet]. Fisterra [Consultado: 31 de mayo de 2020]. Disponible en: http://www.fisterra.com/

- Nevado A, Bajo J, Benítez M, Dalfó-Baqué A, Egocheaga MI, Martín E, Molina R, Vara L, Bonet Á, Domínguez M, Flores I, Iglesias JM, Martínez A, Pepió JM, Sanchis C y Ureña T. Grupo de Trabajo de HTA de semFYC. Hipertensión arterial (HTA). Estilos de vida y tratamiento no farmacológico. [Monografía en Internet]. Info semFYC [Consultado: 30 de mayo de 2020]. Disponible en: http://www.semfyc.es/

- Ribera Guixà M, Caballero Humet I. Crisis Hipertensiva. AMF 2014;10(2):89-94.

- Villa Estébanez R, Veiras del Río O, De la Fuente Laso P. Trombosis venosa superficial. [Monografía en Internet]. Fisterra [Consultado: 30 de mayo de 2020]. Disponible en: http://www.fisterra.com/

- Educación para el paciente: Trombosis venosa profunda (coágulos de sangre en las piernas) (Conceptos básicos). [Monografía en Internet]. UpToDate [Consultado: 30 de mayo de 2020]. Disponible en http://www.uptodate.com/

- Muñoz Olmo L. Recomendaciones tras una trombosis venosa profunda al alta hospitalaria. [Monografía en Internet]. SEMERGEN [Consultado: 31 de mayo de 2020]. Disponible en: http://www. pacientessemergen.es/

CAPÍTULO 7

RECOMENDACIONES EN PATOLOGÍA DIGESTIVA

CAPÍTULO 7

RECOMENDACIONES EN PATOLOGÍA DIGESTIVA

7.1 Reflujo gastroesofágico

Medidas generales y prevención

- Siga el tratamiento pautado por el médico.

- Evite fumar.

- Evite tomar antiinflamatorios no esteroideos (tipo ibuprofeno).

- Mantenga un peso saludable.

- Evite las comidas abundantes y comer deprisa.

- Coma con mayor frecuencia y en pequeñas cantidades (se recomiendan 5 comidas al día).

- No acostarse hasta pasadas unas 2 - 3 horas después de haber cenado.

- Evite acostarse sobre el lado derecho del cuerpo.

- Se recomienda elevar el cabecero de la cama 10 - 15 cm o colocar un cojín bajo el colchón en la cabecera.

- Evite café, té, alcohol, chocolate, comidas picantes, zumo de limón y naranja, alimentos grasos, dulces, cebolla, especias, bebidas carbonatadas.

- Evite ropa que le comprima el abdomen (cinturón apretado, corsé, faja, faldas ceñidas, pantalones apretados).

- Evite el ejercicio físico intenso (pero no sea sedentario, manténgase activo).

- Aprenda a controlar el estado emocional (estrés, depresión, ansiedad).

¿Cuándo volver a consultar?

- **Se recomienda revisión por su médico de atención primaria en los días siguientes a esta consulta** (se aconseja que solicite la cita lo antes posible para evitar demorar dicha revisión).

- En caso de vómitos incontrolables y/o con restos de sangre, cirugía digestiva reciente, dificultad para tragar alimentos sólidos y/o líquidos, pérdida de peso en poco tiempo, **se recomienda acudir al hospital de referencia para valoración especializada de forma urgente.**

7.2 Gastroenteritis

Medidas generales

- Siga el tratamiento pautado por el médico.

- Lavado de manos antes de las comidas y después de ir al baño.

- **En las primeras 24 horas:** no tome alimentos sólidos durante las primeras 4 - 6 horas (niños) o 12 horas (adultos). En este tiempo, solo se administrarán bebidas con sales para rehidratación oral o limonada alcalina, bebiendo en pequeñas cantidades, de forma continua, según demanda y sin forzar:

  - Suero oral: un sobre de Sueroral hiposódico disuelto en 1 litro de agua mineral sin gas o una bolsa de Citorsal en medio litro.

  - Preparación de la limonada alcalina: a 1 litro de agua hervida se le añade el zumo de 2 o 3 limones, media cucharilla de bicarbonato, media cucharilla de sal y 2 o 3 cucharadas de azúcar.

- **Dieta semiblanda:** cuando se haya controlado la primera fase (se realicen menos de 3 - 4 deposiciones/día), se introducirá gradualmente la dieta semisólida en pequeñas cantidades para comprobar la tolerancia a la misma.

- **Dieta basada en puré y líquidos:** empezaremos a introducir alimentos, pero en forma de puré, mezclando diferentes grupos con las siguientes recomendaciones:
  - Fraccionar las tomas a lo largo del día y beber abundante líquido.
  - Evitar temperaturas muy frías o muy calientes.
  - Evitar el consumo de estimulantes, té, especias o salsas.
  - Evitar el consumo de lactosa.
  - Reducir al mínimo el consumo de grasa, cocinando con lo mínimo de aceite o sin él (guisos, hervidos, purés) y evitando alimentos altos en grasa.
  - Reducir el consumo de fibra, sobre todo de fibra insoluble, verduras y hortalizas crudas, y cereales y derivados integrales. También, tendremos cuidado con las frutas con piel y las legumbres, que introduciremos más adelante.
- **Dieta blanda:** en esta fase se irán introduciendo alimentos enteros y sólidos progresivamente, siguiendo las pautas anteriores, hasta llegar a una alimentación normal.
- **Desayunos o meriendas:**
  - Pan blanco tostado.
  - Fiambre de pavo.
  - Infusiones claras de té o manzanilla, edulcoradas con sacarina.
  - Compotas de frutas: manzana o plátano maduro.
- **Comidas o cenas:**
  - Sopa de arroz, sopa de zanahoria, puré de patatas y zanahorias, sopa de pescado.
  - Caldo vegetal con fideos finos y sin aceite, sopa de pan con tomillo.
  - Arroz blanco con zanahoria.
  - Patatas cocidas con aceite de oliva virgen extra.
  - Huevo pasado por agua, duro o en tortilla.
  - Pescado blanco cocido o a la plancha (merluza, lenguado, rape, gallo).

- Carne de ave cocida o a la plancha (sin piel).

- Manzana hervida, al horno o asada, manzana oxidada (pelada y partida en trozos o rallada y dejada al aire un rato para que se oxide) con unas gotas de limón, membrillo, plátano maduro.

- **Alimentos desaconsejados:**

  - Leche y derivados. El yogur y los quesos frescos pueden empezar a tomarse cuando tenga una clara mejoría de los síntomas.

  - Frutas y verduras crudas, durante al menos una semana.

  - Legumbres, frutos secos y productos integrales ricos en fibras (pan, pasta, arroz, etcétera).

  - Dulces, caramelos, chocolate, pasteles, azúcar.

  - Carne con grasa.

  - Fritos.

  - Bebidas muy frías, con gas, refrescos.

¿Cuándo volver a consultar?

- **Se recomienda revisión por su médico de atención primaria en los días siguientes a esta consulta** (se aconseja que solicite la cita lo antes posible para evitar demorar dicha revisión).

- En caso de persistencia de los vómitos y/o la diarrea más de 3 - 5 días, sangre, moco en las heces, fiebre elevada, desorientación, dolor abdominal muy intenso, **se recomienda acudir al hospital de referencia para valoración especializada de forma urgente.**

Medidas de prevención

- No tome leche cruda (no pasteurizada) o alimentos que contengan leche no pasteurizada.

- Lave bien las frutas y verduras crudas antes de comer.

- Lávese las manos, los cuchillos y las tablas de cortar después de manipular alimentos crudos, incluidos productos y carne, pescado o aves crudas.

- Revise que la temperatura de la nevera y del congelador sean las correctas.

- Si va a tomar alimentos precocinados o perecederos, consúmalos lo antes posible.

- Mantenga la carne, el pescado y las aves crudas separados de otros alimentos.

- Cocine correctamente los alimentos de los diferentes grupos.

- Si va a tomar pescado crudo, congélelo previamente o revise que ha sido correctamente congelado.

- Refrigere los alimentos con prontitud. Nunca deje los alimentos cocidos a temperatura ambiente durante más de dos horas.

7.3 Estreñimiento

Medidas generales y prevención

- Siga el tratamiento pautado por el médico.

- Evite el abuso de laxantes.

- Abandone el hábito tabáquico si fuma.

- Evite o reduzca el consumo de alcohol.

- Realice actividad física diaria (al menos 30 minutos): caminar, subir escaleras, montar en bicicleta…

- Beba abundante líquido (mínimo 1,5 l al día).

- Siga una dieta equilibrada, basada en la mediterránea, rica en vegetales, frutas, legumbres y aceite de oliva.

- La incorporación de alimentos con fibra debe realizarla despacio para evitar distensión abdominal y gases.

- Evite los alimentos procesados o comidas rápidas: panes blancos, dulces, pasteles y bollería en general, salchichas, hamburguesas de comida rápida, patatas fritas, mantequilla, encurtidos y los platos preparados.

- Coma en horarios regulares (no se salte las comidas), despacio, masticando bien los alimentos y evitando hablar o gritar mientras come.

- Cene pronto, si es posible antes de las 8 de la tarde.

- Intente ir al baño siempre a la misma hora y sin prisas.

- Cuando tenga ganas de ir al baño, no retenga y vaya.

- Evite esfuerzos excesivos durante la evacuación.

Alimentos aconsejados

- Frutas (bayas, melocotones, albaricoques, ciruelas, uvas pasas, ciruelas). No pele las frutas que tengan cáscara comestible.

- Panes, galletas, pasta, panqueques, gofres, barras de higos, hechos con granos integrales.

- Arroz integral o arroz de la India (salvaje). Cereales ricos en fibra.

- Verduras (espárragos, brócoli, maíz, calabaza, patatas con cáscara).

- Las legumbres (fríjol blanco común, judías, garbanzos, semillas de soja, lentejas).

- Frutos secos (cacahuetes, nueces, almendras).

¿Cuándo volver a consultar?

- **Se recomienda revisión por su médico de atención primaria en los días siguientes a esta consulta** (se aconseja que solicite la cita lo antes posible para evitar demorar dicha revisión).

- En caso de aumento de dolor abdominal, fiebre, vómitos, pérdida de peso acusada, sangre en heces, heces muy oscuras, **se recomienda acudir al hospital de referencia para valoración especializada de forma urgente.**

Medidas generales y prevención

- Siga el tratamiento pautado por el médico.
- Manténgase activo realizando ejercicio físico diario.
- Si se trata de una intolerancia alimentaria, como a la lactosa, evite su consumo.
- Masticar despacio y beber cantidades pequeñas de líquidos durante la comida.
- No realizar ingestas muy copiosas ni con mucha cantidad de grasas (evitar fritos, rebozados, grasas de origen animal, grasas trans tipo bollería, snacks, precocinados…).
- Realizar cocciones sencillas (plancha, horno, hervido).

En la dieta, evite consumir

- Legumbres: judías, garbanzos, lentejas, guisantes, alubias…
- Verduras: brócoli, coles de Bruselas, alcachofas, col, coliflor, espárragos, setas, repollos, nabos, espinacas, acelgas, lechuga, pepino, pimiento.
- Hortalizas: cebolla cruda, patatas, rábanos.
- Frutas: peras, manzanas, melocotones, pasas, albaricoque, piña, ciruela, plátanos.
- Bebidas de frutas: zumo de naranja y de manzana o pera.
- Edulcorantes artificiales.
- Cereales integrales: trigo, salvados y harinas integrales, arroz, pan.
- Leche y productos lácteos: leche, yogures, queso y helados.
- Azúcares simples: caramelos y chicles sin azúcar con polialcoholes como sorbitol, manitol y xilitol.
- Miscelánea: chocolate, bebidas gaseosas, refrescos de cola, cerveza, vino tinto.

En la dieta, puede tomar

- Carnes (vaca, ternera, pollo, pavo, cordero lechal) y pescados (blancos y azules). Huevos escalfados, pasados por agua, duros o en tortilla francesa.
- Puede tomar todo tipo de zumos de frutas naturales y sin gas.
- Una vez por semana, puede tomar menestra o panaché de verduras.
- Pan: 150 gramos al día.
- Condimente preferentemente con aceite de oliva o de soja.

¿Cuándo volver a consultar?

- Se recomienda revisión por su médico de atención primaria en los días siguientes a esta consulta (se aconseja que solicite la cita lo antes posible para evitar demorar dicha revisión).
- En caso de dolor abdominal muy intenso, fiebre elevada, vómitos que no ceden, sangre en las heces, pérdida de peso en muy poco espacio de tiempo, se recomienda acudir al hospital de referencia para valoración especializada de forma urgente.

7.5 Cólico biliar no complicado

Medidas generales y prevención

- Siga el tratamiento pautado por el médico.
- Se recomienda mantener un peso saludable.
- Si es usted diabético, se recomienda control de su glucemia.
- Se recomienda ejercicio diario y evitar sedentarismo.
- Evite comidas copiosas, coma despacio y masticando bien los alimentos.
- No coma grasas, ni use aderezos muy fuertes, grasos o picantes.
- Evite el estreñimiento.
- Realice cocciones sencillas (crudos, hervidos, horno, plancha, vapor, papillote).
- Evite fritos, rebozados o empanados.

Alimentos recomendados

- Infusiones calientes y suaves de té y manzanilla.
- Lácteos descremados y sin azúcares añadidos (ir introduciendo progresivamente).
- Sopas o papillas: caldos vegetales con arroz blanco o fideos, papillas o purés de lentejas o de patatas. Pasta o arroz o cuscús con aderezos e ingredientes magros.
- Carne: ternera o conejo hervido a la parrilla o asados y partidos en trozos. Pollo sin piel, gallina sin piel, hervidos o a la parrilla sin grasas. Jamón magro poco salado o dulce.
- Pescado: blanco cocido en agua o sazonados con poco aceite o limón o a la parrilla.
- Frutas: no muy maduras y evitando los cítricos.
- Verduras: escoger las menos flatulentas evitando el brócoli, la col, la coliflor o las coles de Bruselas.
- El aceite de oliva en crudo será siempre mejor opción que el cocinado.

Alimentos a evitar

- Cacao (chocolate).
- Quesos en general, ya que son muy grasos. Carnes: cordero, cerdo y embutidos. Pescado azul y marisco.
- Huevos con yema.
- Margarinas, mantequillas.
- Aguacate y frutos secos.
- Alcohol, refrescos.
- Salsas picantes o especias muy fuertes.
- Tabaco.

¿Cuándo volver a consultar?

- **Se recomienda revisión por su médico de atención primaria en los días siguientes a esta consulta** (se aconseja que solicite la cita lo antes posible para evitar demorar dicha revisión).

- En caso de persistencia de los síntomas, dolor muy intenso, fiebre, vómitos, malestar general, **se recomienda acudir al hospital de referencia para valoración especializada de forma urgente.**

Bibliografía

- Recomendaciones reflujo gastroesofágico. [Monografía en Internet]. Asociación Española de Gastroenterología [Consultado: 17 de febrero de 2020]. Disponible en: http://www.aegastro.es/
- Giménez Serrano S, Piera Fernández M. Qué es la enfermedad por reflujo gastroesofágico (ERGE) y cómo se trata. [Monografía en Internet]. Fisterra [Consultado: 17 de febrero de 2020]. Disponible en: http://www.fisterra.com/
- Schlienger JL. Reflujo gastroesofágico y hernia de hiato. Dietética en la práctica clínica. 2018; (18): 207-209.
- Giménez Serrano S, Piera Fernández M. Gastroenteritis aguda: Dieta y consejos. [Monografía en Internet]. Fisterra [Consultado: 17 de febrero de 2020]. Disponible en: http://www.fisterra.com/
- LaRocque R, Harris JB. Patient education: Acute diarrhea in adults (Beyond the Basics). [Monografía de Internet]. UpToDate [Consultado: 30 de mayo de 2020]. Disponible en: http://www.uptodate.com/
- Giménez Serrano S, Piera Fernández M. Consejos para personas con estreñimiento. [Monografía en Internet]. Fisterra [Consultado: 30 de mayo de 2020]. Disponible en: http://www.fisterra.com/
- Estreñimiento. [Monografía en Internet]. Fisterra [Consultado: 17 de febrero de 2020]. Disponible en: http://www.fisterra.com/
- Martín L. Cuidados personales para el estreñimiento. [Monografía en Internet]. MedlinePlus [Consultado: 30 de mayo de 2020]. Disponible en: http://www.medlineplus.gov/
- Consejos contra el meteorismo («gases»). [Monografía en Internet]. Agencia Sanitaria Costa del Sol [Consultado: 30 de mayo de 2020]. Disponible en: http://www.hcs.es/
- Meteorismo, gases abdominales: Consejos y dieta. [Monografía en Internet]. Elsevier Patient Education [Consultado: 30 de mayo de 2020]. Disponible en: http://www.elsevier.com/
- EASL Clinical Practice Guidelines on the prevention, diagnosis and treatment of gallstones. European Association for the Study of the Liver (EASL). Journal of Hepatology. 2016; 65 (1): 146 – 181.
- Dieta de protección biliar. [Monografía en Internet]. Fisterra [Consultado: 17 de febrero de 2020]. Disponible en: http://www.fisterra.com/

CAPÍTULO 8

RECOMENDACIONES EN PATOLOGÍA NEFRO - UROLÓGICA

RECOMENDACIONES EN PATOLOGÍA NEFRO - UROLÓGICA

8.1 Cólico renal

Medidas generales y prevención

- Siga el tratamiento pautado por el médico.

- Ingiera gran cantidad de líquidos, beba cada cierto tiempo.

- Beba agua embotellada.

- Consuma una dieta blanda durante los días que tenga el dolor.

- Busque la postura en la que se encuentre más cómodo y póngase calor local en la zona.

- Evite o disminuya las bebidas gaseosas o ricas en cafeína y/o teína.

- Evite comidas muy picantes o condimentadas.

- Evite alimentos con alto contenido en calcio si es un primer episodio.

¿Cuándo volver a consultar?

- **Se recomienda revisión por su médico de atención primaria en los días siguientes a esta consulta** (se aconseja que solicite la cita lo antes posible para evitar demorar dicha revisión).

- En caso de persistencia y/o aumento del dolor, fiebre elevada, vómitos, embarazo, deja de orinar, solo tiene un riñón funcionante, **se recomienda acudir al hospital de referencia para valoración especializada de forma urgente.**

Medidas generales y prevención

- Siga el tratamiento pautado por el médico.
- Ingiera gran cantidad de líquidos.
- Distribuya la ingesta de líquidos durante el día, disminuyéndolo en las últimas horas de la tarde y noche.
- Evite el estreñimiento (aumente el consumo de fruta y verduras).
- Se recomienda mantener un peso saludable.
- Evite las bebidas alcohólicas, el tabaco y la cafeína.
- Evite las comidas muy condimentadas o picantes.
- Tenga un adecuado hábito miccional (orinar con frecuencia y tomarse el tiempo necesario para completar el vaciado de la vejiga).
- Cuidados de higiene íntima:
    - No usar productos que contengan perfumes en la zona genital.
    - Limpiar la zona genital de adelante hacia atrás.
    - Limpiar la zona genital y anal antes y después de la actividad sexual.
    - Orinar antes y después de la actividad sexual.
    - Evitar ropa ajustada.
    - Usar ropa interior de algodón.

¿Cuándo volver a consultar?

- Se recomienda revisión por su médico de atención primaria en los días siguientes a esta consulta (se aconseja que solicite la cita lo antes posible para evitar demorar dicha revisión).
- En caso de dolor intenso en la espalda, fiebre elevada, vómitos, se recomienda acudir al hospital de referencia para valoración especializada de forma urgente.

Medidas generales y prevención

- Lávese las manos antes y después de manipular la sonda vesical.

- Se recomienda ducha diaria con lavado de la zona genital con agua y jabón sin desconectar la sonda vesical de la bolsa colectora, sobre todo las zonas corporales en contacto con la sonda vesical.

- En el varón, limpiar correctamente el pene y glande con agua y jabón. Tras el lavado, conviene retraer el prepucio y secarlo bien antes de volverlo a su posición.

- En la mujer, el lavado genital se realizará en sentido de delante hacia atrás.

- Tras defecar, se limpiará la zona anal de delante hacia atrás.

- Lleve la bolsa colectora debajo de la cintura, a un nivel más bajo de la vejiga (es conveniente fijarla al muslo).

- Comprobar que no esté obstruida por dobleces, que se haya enrollado, taponado por sangre o mucosas.

- Cambie con regularidad la bolsa y hágalo siempre antes de que se llene por completo.

- Beba abundantes líquidos: agua, zumos, caldo, manzanilla, etc. Se aconseja alrededor de 2 litros al día.

- Siga una dieta equilibrada rica en frutas y verduras.

- Modere el consumo de café, té, alcohol y bebidas gaseosas.

- Evite el consumo de espárragos, coliflor, repollo (modifican el olor de la orina).

¿Cuándo volver a consultar?

- **Se recomienda revisión por su médico de atención primaria en los días siguientes a esta consulta** (se aconseja que solicite la cita lo antes posible para evitar demorar dicha revisión).

- En caso de fiebre elevada, dolor, enrojecimiento o supuración por el meato, salida de orina alrededor y por fuera de la sonda, cese brusco de la salida de orina acompañado de dolor intenso de vejiga, si se sale el sondaje, orina maloliente, con mucho sedimento o salida súbita y mantenida de sangre, **se recomienda acudir al hospital de referencia para valoración especializada de forma urgente.**

Bibliografía

- Preminger G, Curhan GC. Patient education: Kidney stones in adults (Beyond the Basics). [Monografía de Internet]. UpToDate [Consultado: 30 de mayo de 2020]. Disponible en http://www.uptodate.com/

- Giménez Serrano S, Piera Fernández M. ¿Qué es la litiasis renal o cálculos renales y cómo manejarla? [Monografía en Internet]. Fisterra [Consultado: 17 de febrero de 2020]. Disponible en: http://www.fisterra.com/

- Jacobson JD. Cuidados personales – Las infecciones urinarias en las mujeres. [Monografía en Internet]. MedlinePlus [Consultado: 30 de mayo de 2020]. Disponible en: http://www.medlineplus.gov/

- Consejos para pacientes con infección urinaria y síntomas del tracto urinario inferior. Pacientes SEMERGEN. [Monografía en Internet]. SEMERGEN. [Consultado: 30 de mayo de 2020]. Disponible en: http://www.pacientessemergen.es/

- Consejos para pacientes con sonda urinaria. [Monografía en Internet]. Servizo Galego de Saúde [Consultado: 31 de mayo de 2020]. Disponible en: http://www.sergas.es/

- González Lima JA. Recomendaciones al alta del paciente portador de sondaje vesical. [Monografía en Internet]. Agencia Sanitaria Costa del Sol [Consultado: 31 de mayo de 2020]. Disponible en: http://www.hcs.es/

   GUÍA DE RECOMENDACIONES PARA EL ALTA DE PACIENTES

CAPÍTULO 9

RECOMENDACIONES EN PICADURAS

RECOMENDACIONES EN PICADURAS

9.1 Picadura de insectos

Medidas generales

- Siga el tratamiento pautado por el médico.

- Si el insecto todavía permanece en la piel, retírelo. En el caso de la garrapata hay que empaparla con aceite de oliva, dejar actuar durante 5 minutos y extraerla entera, con pinzas, suavemente, para evitar que se rompa o se quede la cabeza en la piel.

- Las abejas y las avispas pueden dejar su aguijón en la piel al picar. Debe retirarlo raspando suavemente la piel hasta hacerlo salir, pero nunca tirando de él, ni retorciéndolo, ni apretando la piel.

- Limpie la picadura con agua y jabón.

- Aplique hielo sobre la picadura o compresas de agua fría, reducen el dolor.

- Si la hinchazón es intensa, deje el brazo o la pierna en reposo durante algunas horas.

- Procure no rascarse, ya que puede empeorar la lesión y aumentar el riesgo de infección. Además, el picor aumenta con el rascado.

- No use por su cuenta pomadas con antihistamínicos.

¿Cuándo volver a consultar?

- **Se recomienda revisión por su médico de atención primaria en los días siguientes a esta consulta** (se aconseja que solicite la cita lo antes posible para evitar demorar dicha revisión).

- En caso de empeoramiento, dificultad para respirar tras la picadura, palpitaciones, vómitos, mareo o desvanecimiento, aumento de temperatura importante alrededor de la picadura, supuración, **se recomienda llamar al servicio de urgencias o acudir al hospital de referencia para valoración especializada de forma urgente.**

Prevención

- Emplee telas mosquiteras en ventanas y puertas, cuartos de bomba con depósito de agua potable o para la recepción de residuales, bajos inundables de edificios, etcétera.

- Use ropa que cubra la piel: manga larga, pantalones largos y calcetines, principalmente a la caída de la tarde.

- Deje la luz apagada si tiene la ventana abierta.

- En el exterior, procure mantenerse alejado de espacios donde haya agua estancada sin tratar (agua clorada), como desguaces, fuentes, piscinas hinchables, estanques, lavaderos, agujeros de árboles.

- Use repelentes contra mosquitos cuando esté en una zona donde abunden y en las horas en las que pican con más frecuencia, a la caída de la tarde o durante la noche. No elija productos que no estén registrados para «uso doméstico». Lea detenidamente el contenido de las etiquetas antes de utilizar el producto.

- En caso de usar aerosoles (insecticidas) hay que airear bien las habitaciones. Deben estar igualmente registrados para «uso doméstico». Los difusores eléctricos antimosquitos para el interior de las habitaciones deben usarse siempre con las ventanas abiertas, al menos, cuando se pernocte en ellas.

9.2 Picadura de animales marinos

Picadura de medusa

- Puede tomar analgésicos para el dolor.

- Salga del agua lo antes posible.

- No se rasque la zona.

- Limpie la zona de la picadura con agua marina (nunca con agua dulce).

- Si hay algún resto de tentáculo adherido a la piel, retírelo con unas pinzas (nunca con las manos o con los dientes).

- Aplique frío con un paño durante unos 15 minutos. Nunca se debe frotar la zona con toallas, arena, ni otros objetos.

- Limpie con antiséptico 3 - 4 veces al día durante 48 - 72 h o con soluciones amoniacales o con vinagre diluidas.

¿Cuándo volver a consultar?

- **Se recomienda revisión por su médico de atención primaria en los días siguientes a esta consulta** (se aconseja que solicite la cita lo antes posible para evitar demorar dicha revisión).

- En caso de presentar temblores, náuseas, mareos, dolor intenso, dificultad respiratoria, **se recomienda avisar a los servicios de urgencias o acudir al hospital de referencia para valoración especializada de forma urgente.**

Picadura de erizo de mar

- Puede tomar analgésicos para el dolor.
- Salga del agua lo antes posible.
- Lave la zona sin frotar.
- No manipule las espinas.

- Sumerja la zona que tiene las púas en agua caliente (debe estar caliente al tacto, no hirviendo) y manténgala por lo menos una hora, siempre y cuando pueda tolerar el calor (calmará el dolor y disolverá las púas).

- Puede añadirle al agua sal de Epsom (un compuesto de sulfato de magnesio), salvo alergias o contraindicaciones, para ayudar a disolver las púas.

- También puede mezclar una pequeña cantidad de vinagre en una bañera (o cubo grande si no tiene bañera) de agua caliente y remojar la zona que tenga las púas de 20 a 40 minutos.

- Puede preguntar en la farmacia por la fórmula magistral de ácido salicílico 25 g + esencia de trementina 25 g + lanolina anhidra 50 g y cubrir la zona durante 3 horas (si están superficiales, las púas saldrán con más facilidad), si no tiene alergias ni contraindicaciones

¿Cuándo volver a consultar?

- **Se recomienda revisión por su médico de atención primaria en los días siguientes a esta consulta** (se aconseja que solicite la cita lo antes posible para evitar demorar dicha revisión).

- En caso de presentar sobreinfección (dolor, hinchazón, supuración) de alguna de las espinas porque no se han podido caer o extraer, **acudir al centro de salud o punto de urgencias más cercano para valoración.**

Picadura de pez araña

- Salga del agua lo antes posible.

- Lave la zona de la picadura con abundante agua con el fin de eliminar el mayor número posible de espinas.

- Sumerja la zona afectada en agua a 45° (que no produzca quemaduras) durante, al menos, 30 minutos. Cuando note que baja la temperatura del agua, vuelva a ponerla a 45°.

- Mantenga la extremidad en alto y en reposo.
- Acuda al punto de urgencias más cercano.

¿Cuándo volver a consultar?

- **Se recomienda revisión por su médico de atención primaria en los días siguientes a esta consulta** (se aconseja que solicite la cita lo antes posible para evitar demorar dicha revisión).

- En caso de presentar calambres, dolor y parálisis del miembro donde se encuentra la picadura, sudoración, síncope, fiebre, náuseas o vómitos, **acudir al hospital de referencia para valoración especializada de forma urgente.**

Bibliografía

- Unidad 15. Actuaciones ante accidentes o intoxicaciones. 15.7. Picaduras de insectos y arañas. [Monografía de Internet]. Sociedad Española de Medicina Familiar y Comunitaria [Consultado: 31 de mayo de 2020]. Disponible en: http://www.semfyc.es/

- Protección frente a las picaduras. [Monografía de Internet]. Junta de Andalucía. Consejería de Salud [Consultado: 31 de mayo de 2020]. Disponible en: http://www.easp.es/

- Picadura de medusa. [Monografía de Internet]. Junta de Andalucía. Consejería de Salud [Consultado: 31 de mayo de 2020]. Disponible en: http://www.easp.es/

- Picadura de animales marinos (erizos, pez araña…). [Monografías de Internet]. Junta de Andalucía. Consejería de Salud [Consultado: 31 de mayo de 2020]. Disponible en: http://www.easp.es/

- Picaduras de animales marinos. [Monografía de Internet]. SEMES Divulgación [Consultado: 31 de mayo de 2020]. Disponible en: http://www.semesdivulgacion.portalsemes.org/

CAPÍTULO 10

RECOMENDACIONES EN PATOLOGÍA PSIQUIÁTRICA

CAPÍTULO 10

RECOMENDACIONES EN PATOLOGÍA PSIQUIÁTRICA

10.1 Crisis de ansiedad

Medidas generales y prevención

- Siga el tratamiento pautado por el médico.
- Evite sustancias estimulantes (café, té, bebidas energéticas).
- Evite las drogas y el tabaco.
- Duerma las horas necesarias.
- Lleve una dieta saludable.
- Mantenga un horario regular.
- Intente salir de casa todos los días.
- Realice ejercicio todos los días de forma regular.
- Realice descansos durante la jornada laboral.
- Busque apoyo emocional.
- Intente eliminar las situaciones que le produzcan o aumenten la ansiedad.
- Aprenda técnicas de relajación y respiración: respire despacio, intentando contar 3 - 5 segundos entre coger y soltar el aire.
- En los momentos de crisis, cierre los ojos, intente respirar con normalidad o coja una bolsa de plástico o papel e intente respirar en ella despacio. Cuente 3 - 5 segundos entre coger y soltar el aire.

¿Cuándo volver a consultar?

- Se recomienda revisión por su médico de atención primaria en los días siguientes a esta consulta (se aconseja que solicite la cita lo antes posible para evitar demorar dicha revisión).

Medidas generales y prevención

- Siga el tratamiento pautado por el médico.

- Tenga horarios regulares: despertarse y acostarse todos los días más o menos a la misma hora.

- Mantenga unas condiciones ambientales adecuadas de temperatura en la habitación (alrededor de los 18 °C), ausencia de ruidos y luz, duerma sobre un colchón cómodo.

- Coma a horas regulares.

- Evite cenas copiosas.

- Evite acostarse en ayunas o con hambre (tomar algo ligero, un poco de leche tibia o yogur).

- Evite la ingesta de sustancias estimulantes (café, té, bebidas energéticas), sobre todo a partir de las 17 h.

- Evite el alcohol por la noche.

- Se recomienda abandonar el tabaco.

- Váyase a la cama cuando tenga sueño.

- Evite las siestas durante el día; en casos puntuales, se puede permitir después de comer y no superior a 30 minutos.

- Realice ejercicio físico de manera regular durante el día; se recomienda que sea suave, durante al menos una hora y siempre al menos 3 horas antes de acostarse.

- Evite actividades excitantes en las horas previas a acostarse. No deben realizarse en la cama actividades tales como ver la televisión, jugar con tabletas u otros dispositivos móviles, hablar por teléfono, discutir…

- Repita cada noche una rutina de acciones que le ayuden a prepararse mental y físicamente para ir a la cama (lavarse los dientes, ponerse el pijama, preparar la ropa del día siguiente…).

- Practique rutinas de relajación antes de acostarse o una actividad de desaceleración.

¿Cuándo volver a consultar?

- Se recomienda revisión por su médico de atención primaria en los días siguientes a esta consulta (se aconseja que solicite la cita lo antes posible para evitar demorar dicha revisión).

10.3 Intento de autolisis (custodia del familiar)

Medidas generales y prevención

- No deje sola a la persona, pero evite situaciones de excesivo control.

- Retire o controle todos los elementos que puedan suponer un riesgo.

- No prometa confidencialidad; busque ayuda entre familiares, allegados e involucre a otras personas significativas que puedan contribuir beneficiosamente a superar esta situación.

- Busque ayuda profesional e informe si existe algún antecedente familiar de suicidio.

- Valore la situación seriamente.

- Sea directo. Hable clara y abiertamente sobre el suicidio.

- Exprésele su preocupación.

- Muéstrese dispuesto a escuchar. Deje que la persona hable de sus sentimientos.

- Acepte sus sentimientos. No los juzgue. No cuestione si el suicidio es o no correcto. No dé sermones sobre el valor de la vida.

- Acérquese y muestre que está disponible. Demuestre interés y ofrezca su apoyo.

- No desafíe a la persona a que lo haga.

- Tranquilice a la persona.

- No se muestre espantado. Lo único que conseguirá será poner distancia entre los dos.

- Explique que hay alternativas disponibles, pero no dé consejos fáciles.

- Si ve que no puede controlar a situación hasta que tenga la cita con Salud Mental, **se recomienda que lleve a su familiar o allegado al hospital de referencia para valoración especializada de forma urgente.**

Bibliografía

- Giménez Serrano S, Piera Fernández M. Crisis de pánico o ansiedad. [Monografía en Internet]. Fisterra [Consultado: 30 de mayo de 2020]. Disponible en: http://www.fisterra.com/

- Kimmel RJ. Cuidados personales. El trastorno de ansiedad generalizada. [Monografía en Internet]. MedlinePlus [Consultado: 30 de mayo de 2020]. Disponible en: http://www.medlineplus.gov/

- Insomnio. Pautas de actuación y seguimiento. [Monografía en Internet] [Consultado: 30 de mayo de 2020]. Disponible en: http://www.ses.org.es/

- Consejos para combatir el insomnio y sus consecuencias. [Monografía en Internet] Sociedad Española de Farmacia Familiar y Comunitaria [Consultado: 30 de mayo de 2020]. Disponible en: http://www.sefac.org/

- Recomendaciones sobre Detección, Prevención e Intervención de la Conducta Suicida. Resumen para Atención Primaria. Servicio Andaluz de Salud. Consejería de Salud.

CAPÍTULO 11

RECOMENDACIONES EN PATOLOGÍA DERMATOLÓGICA

CAPÍTULO 11

RECOMENDACIONES EN PATOLOGÍA DERMATOLÓGICA

11.1 Escabiosis (sarna)

Medidas generales

- Siga el tratamiento pautado para el picor por el médico.
- Rasure el vello corporal si hay zona afectada.
- Crema de permetrina al 5 %:
  - Se aplica del cuello hasta los dedos de los pies después de la ducha.
  - No se debe quedar ninguna zona sin tratar (especial atención a las muñecas, codos, axilas, genitales, mamas y debajo de las uñas).
  - Aplíquese la crema antes de acostarse.
  - Déjela durante toda la noche (mínimo 8 - 10 horas).
  - Elimine los restos por la mañana en la ducha y póngase ropa limpia.
- Trate también a los familiares convivientes y parejas (ayude a las personas mayores y niños).
- Repita a la semana el tratamiento si persisten los síntomas.
- Lave toda la ropa que haya utilizado en los días anteriores con agua caliente (50 °C), incluye: ropa de vestir, ropa de cama, toallas, peluches y muñecos.
- El picor puede durar un tiempo después de realizar el tratamiento, evite rascarse.
- Las marcas en la piel tardan de 1 a 2 semanas en desaparecer.

¿Cuándo volver a consultar?

- Se recomienda revisión por su médico de atención primaria en los días siguientes a esta consulta (se aconseja que solicite la cita lo antes posible para evitar demorar dicha revisión).

11.2 Pie de atleta (tinea pedis)

Medidas generales y prevención

- Siga el tratamiento pautado por el médico (mínimo 2 semanas).

- Mantenga los pies limpios y secos, especialmente entre los dedos.

- Lávese bien los pies con agua y jabón y seque completamente la zona con mucho cuidado. Trate de hacer esto al menos dos veces al día.

- Use calcetines limpios de algodón. Cámbiese los calcetines, al igual que los zapatos, tan frecuentemente como sea necesario para mantener los pies secos.

- Use sandalias o chanclas en duchas o piscinas públicas.

- Utilice polvos antimicóticos o talco de secado para prevenir el pie de atleta si tiende a padecerlo a menudo o si frecuenta lugares en los que es común el hongo que lo provoca (como las duchas públicas).

- Use zapatos que estén bien ventilados y fabricados de un material natural como el cuero. Puede ser útil alternar zapatos cada día, de manera que puedan secarse por completo entre una vez que los use y la siguiente.

- No use zapatos con forros de plástico, realizados con material sintético (como vinilo o goma).

- No comparta los zapatos.

¿Cuándo volver a consultar?

- **Se recomienda revisión por su médico de atención primaria en los días siguientes a esta consulta** (se aconseja que solicite la cita lo antes posible para evitar demorar dicha revisión).

11.3 Quemaduras solares

Medidas generales

- Siga el tratamiento pautado por el médico.
- Puede tomar analgésicos habituales para el dolor.
- Hidratación abundante, al menos 2 - 2,5 litros de agua al día.
- Aplique sobre la quemadura paños húmedos y fríos durante 10 o 15 minutos varias veces al día para aliviar el calor y el dolor. Después, póngase una loción hidratante o gel de aloe vera.
- Si aparecen ampollas, no las rompa.
- Proteja la piel quemada de nuevas exposiciones al sol hasta que se cure totalmente y durante varias semanas después.

¿Cuándo volver a consultar?

- **Se recomienda revisión por su médico de atención primaria en los días siguientes a esta consulta** (se aconseja que solicite la cita lo antes posible para evitar demorar dicha revisión)
- En caso de fiebre, mareos, pulso rápido o respiración acelerada, mucha sed, náuseas, vómitos, escalofríos, ampollas de gran tamaño dolorosas, erupción cutánea intensa, **se recomienda acudir al hospital de referencia para valoración especializada de forma urgente.**

Prevención

- Busque la sombra.
- Evite la exposición solar entre las 12 del mediodía y las 5 de la tarde.
- No se fíe de los días nublados.
- Si está en la montaña, tenga en cuenta que la intensidad de los rayos solares es mayor debido a la altura y se puede quemar la piel en menos tiempo.
- Use sombreros que cubran la nariz, los párpados y las orejas.

- Protéjase con ropa ligera que cubra brazos y piernas y de color claro.
- Utilice gafas de sol que bloqueen las radiaciones ultravioleta A y B.
- Utilice protectores de la piel que contengan factores de protección solar frente a radiaciones ultravioleta A y B; a mayor numeración, mayor protección (se recomienda factor 30 o superior). Aplíquelos en toda la piel expuesta al sol 30 minutos antes de comenzar la exposición y de manera continuada según el factor de protección usado.
- Aplique cremas de protección específicas para la cara y los labios.
- Si padece alopecia o tiene la cabeza rasurada, aplíquese el protector también en la cabeza.
- Los rayos solares se reflejan en el agua, en la arena y en la nieve. Por lo tanto, debe protegerse también cuando esté dentro del agua, debajo de una sombrilla o en la nieve.
- Si tiene alguna enfermedad de la piel o está tomando algún medicamento nuevo, consulte a su médico antes de exponerse al sol.

Bibliografía

- Sarna o Escabiosis. [Monografía en Internet]. Comité de dermatología [Consultado: 31 de mayo de 2020]. Disponible en: https://www.sap.org.ar/docs/organizacion/Grupos/dermato/sarna.htm
- Unidad 12. Enfermedades de la piel y el pelo. 12.15. Sarna. Escabiosis. [Monografía en Internet]. Sociedad Española de Medicina Familiar y Comunitaria [Consultado: 31 de mayo de 2020]. Disponible en: http://www.semfyc.es/
- Lehrer M. Pie de atleta. [Monografía en Internet]. MedlinePlus [Consultado: 31 de mayo de 2020]. Disponible en: http://www.medlineplus.gov/
- Pie de atleta. [Monografía en Internet]. Mayo Clinic [Consultado: 31 de mayo de 2020]. Disponible en: http://www.mayoclinic.org/
- Unidad 12. Enfermedades de la piel y el pelo. 12.4. Exponerse al sol. Quemadura solar. [Monografía en Internet]. Sociedad Española de Medicina Familiar y Comunitaria [Consultado: 31 de mayo de 2020]. Disponible en: http://www.semfyc.es/
- Sunscreen FAQS. [Monografía en Internet]. American Academy of Dermatology [Consultado: 31 de mayo de 2020]. Disponible en: http://www.aad.org/

CAPÍTULO 12

MISCELÁNEA

MISCELÁNEA

12.1 Recomendaciones generales en reacciones alérgicas

12.1.1 Medidas generales y prevención de alergia a alimentos

- Siga el tratamiento pautado por el médico.

- Evite los siguientes alimentos:

  - Leche.

  - Huevos.

  - Pescado (por ejemplo, perca, lenguado, bacalao).

  - Crustáceos (por ejemplo, cangrejos, langostas, camarones).

  - Frutos secos (por ejemplo, almendras, nueces pecanas, maní / cacahuete).

  - Trigo.

  - Soja.

- Lea correctamente las etiquetas de los alimentos.

- Preste atención a los productos cosméticos (cremas, champús, jabones…), pueden contener trazas de los alimentos mencionados.

- Tenga precaución al comer fuera de su casa: preguntar por los alimentos que contienen los platos y, ante la duda, no comerlos.

- En su domicilio: preparar primero su comida, evitar usar los mismos utensilios, si no se han lavado previamente, y conservarla con cuidado para evitar contaminación.

- Si tiene un dispositivo de adrenalina autoinyectable, en caso de comenzar con síntomas, úselo.

Uso de adrenalina autoinyectable

- Coja el bolígrafo con la mano dominante.
- Quite la tapadera de protección.
- Apoye el dispositivo sobre el muslo.
- Apriete el botón hasta escuchar un clic.
- Mantenga 5 - 10 segundos y, posteriormente, masajee la zona.
- Se puede hacer incluso a través de la ropa.

¿Cuándo volver a consultar?

- **Se recomienda revisión por su médico de atención primaria en los días siguientes a esta consulta** (se aconseja que solicite la cita lo antes posible para evitar demorar dicha revisión).
- En caso de inflamación importante de la cara, de la lengua, dificultad para respirar, pitos en el pecho, vómitos y diarrea, mareos, desmayos, **avisar a los servicios sanitarios o acudir al hospital de referencia para valoración especializada de forma urgente.**

12.1.2 Medidas generales y prevención de urticaria

- Siga el tratamiento pautado por el médico.
- Si conoce el desencadenante, evítelo.
- Si no conoce el desencadenante, evite los alimentos más comunes que producen alergia, cremas y sustancias de cosméticos e higiene.
- Evite lavado fuerte de las lesiones.
- Evite rascarse las zonas con lesiones.
- Se recomienda frío local, con compresas o paños, y ducha fría. Evitar el agua caliente y no exponerse al sol.
- Evite la ropa ajustada.
- Evite realizar ejercicio físico enérgico que produzca sudoración intensa.
- Evite el tabaco y las comidas picantes.
- Si tiene un dispositivo de adrenalina, en caso de comenzar con síntomas, úselo.

Uso de adrenalina autoinyectable

- Coja el bolígrafo con la mano dominante.
- Quite la tapadera de protección.
- Apoye el dispositivo sobre el muslo.
- Apriete el botón hasta escuchar un clic.
- Mantenga 5 - 10 segundos y, posteriormente, masajee la zona.
- Se puede hacer incluso a través de la ropa.

Alimentos a evitar

- Todos los alimentos en conserva.
- Alimentos congelados (aquellos guardados en los supermercados).
- Quesos fermentados.
- Embutidos.
- Vinagre.
- Salsas embotelladas.
- Gaseosas, vinos y cervezas.
- Jugos sintéticos.
- Productos de confitería, pastelería y afines.
- Tomate, pepino, picantes, espárragos.
- Aspirina, fármacos y jarabes con ácido salicílico.
- Comida china y japonesa.
- Huevo.
- Leche.
- Fresa.
- Naranja, mandarina, limón.

Alimentos prohibidos

- Mariscos.
- Embutidos.
- Evitar frituras hechas fuera de casa.

- Chocolate.
- Edulcorante.
- Pescado, sobre todo pescado azul.
- Alimentos «snacks».
- Manteca.

Dieta básica hipoalergénica

- Carne vacuna, de cordero, pollo sin piel.
- Arroz.
- Patata sancochada o en puré.
- Zapallo, zanahoria.
- Ensaladas cocidas.
- Pera, manzana, melocotón: sin cáscara (es decir, frutas de agua).
- Agua mineral.
- Todas las menestras.

¿Cuándo volver a consultar?

- **Se recomienda revisión por su médico de atención primaria en los días siguientes a esta consulta** (se aconseja que solicite la cita lo antes posible para evitar demorar dicha revisión).
- En caso de inflamación importante de la cara, de la lengua, dificultad para respirar, pitos en el pecho, vómitos y diarrea, mareos, desmayos, **avisar a los servicios sanitarios o acudir al hospital de referencia para valoración especializada de forma urgente.**

12.1.3 Medidas generales y prevención de alergia a fármacos y anafilaxia

- Siga el tratamiento pautado por el médico.
- Evite el consumo del fármaco que le provoca la alergia.
- Si es la primera vez, evitar tomar el fármaco, anotarlo e informar a su médico de atención primaria para registrar la alergia.

- Si tiene un dispositivo de adrenalina autoinyectable, en caso de comenzar con síntomas, úselo.

Uso de adrenalina autoinyectable

- Coja el bolígrafo con la mano dominante.
- Quite la tapadera de protección.
- Apoye el dispositivo sobre el muslo.
- Apriete el botón hasta escuchar un clic.
- Mantenga 5 - 10 segundos y, posteriormente, masajee la zona.
- Se puede hacer incluso a través de la ropa.

¿Cuándo volver a consultar?

- **Se recomienda revisión por su médico de atención primaria en los días siguientes a esta consulta** (se aconseja que solicite la cita lo antes posible para evitar demorar dicha revisión).
- En caso de inflamación importante de la cara, de la lengua, dificultad para respirar, pitos en el pecho, vómitos y diarrea, mareos, desmayos, **avisar a los servicios sanitarios o acudir al hospital de referencia para valoración especializada de forma urgente.**

12.2 Crisis de gota

Medidas generales y prevención

- Siga el tratamiento pautado por el médico.
- Mantenga un peso saludable.
- Realice ejercicio diario con regularidad.
- Evite las dietas hipocalóricas y los ayunos prolongados.
- Ingiera abundante líquido.
- Evite beber alcohol, especialmente cerveza y bebidas de alta graduación.
- Limite el aporte de sal de mesa.

- Use técnicas culinarias sencillas como hervido, cocido o plancha.

- **Evite el consumo de alimentos con contenido en purinas muy elevado (> 150 - 800 mg/100 g de alimento):**

  - Proteínas: vísceras (hígado, riñones), embutidos grasos (chorizo, lomo, salchichón), carne picada, salchichas, carne de cerdo magra, chuletas de cerdo y ternera, pollo y pavo con piel, pato, pescados azules (sardinas, anchoas, arenques) y mariscos.

  - Verduras: espinacas, brócoli, coles de Bruselas y espárragos.

- **Limite el consumo de alimentos cuyo contenido en purinas sea alto (150 - 70 mg/100 g de alimento):**

  - Proteínas: carne magra de ternera y buey, pollo y pavo sin piel, conejo, jamón cocido, serrano e ibérico, pescados blancos y azul, huevo, soja y derivados y frutos secos.

  - Hidratos de carbono: lentejas, habas.

- **Modere el consumo de alimentos con contenido en purinas moderado (70 - 50 mg/100 g de alimento):**

  - Proteínas: conejo, pollo y pavo.

  - Verduras: espinacas, espárragos o champiñones.

  - Hidratos de carbono: legumbres (garbanzos, alubias, guisantes y soja).

- **Consuma «libremente» alimentos cuyo contenido en purinas sea bajo (0 - 50 mg/100 g de alimento):**

  - La mayoría de verduras y frutas, caldos, cereales y pan integral o blanco, aceite de oliva, lácteos.

- La fructosa en el organismo puede pasar a purina por lo que debe limitarse la ingesta de fruta diaria.

Se recomienda revisión por su médico de atención primaria en los días siguientes a esta consulta (se aconseja que solicite la cita lo antes posible para evitar demorar dicha revisión).

 GUÍA DE RECOMENDACIONES PARA EL ALTA DE PACIENTES

12.3 Hemorroides

Medidas generales y prevención

- Siga el tratamiento pautado por el médico.
- Evite el estreñimiento, se recomienda una dieta rica en fibra.
- Evite el exceso de picante, especias, alcohol, café.
- Realice ejercicio diario.
- Ingiera abundante agua.
- Si su trabajo es sedentario, se recomienda realizar descansos para levantarse y caminar un poco.
- Acuda al servicio cuando tenga necesidad, no se contenga.
- Evite estar sentado mucho tiempo en el servicio.
- Evite esfuerzos durante la defecación.
- Realice baños de asiento en agua tibia 2 - 3 veces al día durante 10 - 15 minutos. Use jabón neutro, no agregue otro tipo de producto.
- Puede valorar aplicar azúcar en la hemorroide para su resolución.
- Seque el área sin frotar, solo con pequeños golpes.
- Use ropa interior de algodón, evite la ropa ajustada.
- Evite rascarse.
- Si las hemorroides están inflamadas, póngase frío local.

¿Cuándo volver a consultar?

- **Se recomienda revisión por su médico de atención primaria en los días siguientes a esta consulta** (se aconseja que solicite la cita lo antes posible para evitar demorar dicha revisión).

- En caso de aumento de los síntomas pese al tratamiento, mucho sangrado rectal, dolor intenso en la zona o abdominal, se recomienda acudir al hospital de referencia para valoración especializada de forma urgente.

Medidas generales y prevención

- Siga el tratamiento pautado por el médico.

- Mantenga la zona genital limpia y seca; para secarse dé toquecitos, no restriegue.

- Mantenga una higiene correcta de la zona genital con jabón de pH neutro.

- Evite las duchas vaginales.

- Realice lavado correcto antes y después de ir al baño, y límpiese de delante hacia atrás.

- Evite el uso de aerosoles higiénicos, fragancias o talcos en la zona genital.

- Evite pantalones ajustados y ropa interior ajustada.

- Utilice ropa interior de algodón.

- Utilice preservativo si va a mantener relaciones sexuales.

- Si tiene muchas molestias, se recomienda no mantener relaciones sexuales.

- Evite perfumes y cremas espermicidas irritantes.

- Use compresas en lugar de tampones mientras tenga la infección.

¿Cuándo volver a consultar?

- **Se recomienda revisión por su médico de atención primaria en los días siguientes a esta consulta** (se aconseja que solicite la cita lo antes posible para evitar demorar dicha revisión).

Medidas generales y prevención

- Siga el tratamiento pautado por el médico.

- Suspenda el tabaco.

- Aplique calor sobre la zona inflamada durante 10 - 15 minutos cada 2 - 3 horas.

- Ingiera abundante líquido (sobre todo antes de las ingestas en caso de litiasis).

- Masajee con suavidad la zona inflamada.

- Tome caramelos duros ácidos o con sabor a limón (antes de las ingestas en caso de litiasis).

- Higiene oral adecuada (no utilizar colutorios con elevada base alcohólica).

¿Cuándo volver a consultar?

- Se recomienda revisión por su médico de atención primaria en los días siguientes a esta consulta (se aconseja que solicite la cita lo antes posible para evitar demorar dicha revisión).

- En caso de dolor muy intenso, parálisis o debilidad en los músculos de la cara o la lengua, crecimiento muy rápido, se recomienda acudir al hospital de referencia para valoración especializada de forma urgente.

- La clínica es: temblor, debilidad, palidez, palpitaciones, taquicardia, sensación de hambre, parestesias, náuseas, cefalea, hipotonía, dificultad para concentrar la atención, confusión mental, comportamiento anómalo.

- Tómese un vaso de agua con azúcar (una cucharada sopera) y repetir la toma. Si continúa baja, use el kit glucagón.

- También puede tomar un refresco, zumo de fruta comercial, caramelo…

- ¿Qué debe vigilar?
    - Si la dosis que se ha puesto es la correcta.
    - Si la insulina no está caducada o en mal estado.
    - Si se ha puesto dos veces la misma dosis de insulina.
    - Si le han prescrito un tratamiento nuevo y ha comenzado con los episodios de bajada de azúcar tras tomarlo (contactar con su médico de atención primaria).
    - Si está realizando más ejercicio físico del habitual.
    - Si está comiendo menos.
    - Si tiene alguna enfermedad aguda en el momento actual.

- Controle el resto de sus patologías, si las tiene (hipertensión arterial, dislipemia, retinopatía diabética, nefropatía diabética, pie diabético).

- Siga la dieta, las recomendaciones de ejercicio físico y las indicaciones que su médico, enfermera y/o endocrino le hayan prescrito.

- Es muy importante acudir a las revisiones que tenga con su médico y enfermera, o solicite cita si ve que no está bien controlado.

- No tenga miedo a pedir ayuda a familiares, amigos o cuidadores para que le administren la medicación y pueda estar bien controlado.

Instrucciones de cómo ponerse la inyección de heparina:

- Lávese las manos con agua y jabón. Séquelas bien.

- Elija dónde aplicar la inyección → El abdomen en la zona indicada, cambie cada día el sitio de punción de forma rotatoria; en su defecto, la cara anterior de los muslos.

- No se inyecte en un lugar que presente hematomas, hinchazón o sensibilidad. Intente guardar unos 2,5 cm de distancia de cicatrices que pueda tener y a unos 5 cm de distancia de su ombligo.

- El sitio elegido para la inyección debe estar limpio y seco. Si su piel está visiblemente sucia, límpiela con agua y jabón o utilice una toallita con alcohol. Deje secar la piel antes de aplicar la inyección.

- La heparina tiene que entrar en la capa de grasa debajo de la piel, se recomienda coger «un pellizco».

- Pinche la piel y ponga la aguja en un ángulo de 45°.

- Inserte completamente la aguja en la piel. Suelte la piel que tiene pinchada.

- Inyecte la heparina lentamente y de manera constante hasta que se introduzca por completo.

- Después de que penetre todo el medicamento, deje la aguja puesta durante 5 segundos. Retírela en el mismo ángulo que entró.

- Suelte la jeringa y presione el lugar de la inyección con una gasa durante unos segundos. No frote. Si sangra o supura, presione por más tiempo.

- Deseche la aguja precargada, no reutilice nunca las agujas ni las jeringas.

- Puede aparecer enrojecimiento, dolor, moretones, endurecimiento de la zona de inyección de la heparina.

- En caso de sangrado en heces, encías, nariz, erupción cutánea generalizada, malestar general, **se recomienda acudir al hospital de referencia para valoración especializada de forma urgente.**

Bibliografía

- Alergia a los alimentos. Lo que usted debe saber. [Monografía de Internet]. U.S. Food & Drug - FDA [Consultado: 30 de mayo de 2020]. Disponible en: http://www.fda.gov/

- Información para pacientes sobre la alergia a alimentos. [Monografía en Internet]. Fisterra [Consultado: 30 de mayo de 2020]. Disponible en: http://www.fisterra.com/

- Hives (urticaria). [Monografía en Internet]. The American Academy of Family Physicians [Consultado: 30 de mayo de 2020]. Disponible en: http://www.elsevier.com/

- Educación para el paciente: Anafilaxia (Conceptos Básicos). [Monografía de Internet]. UpToDate [Consultado: 30 de mayo de 2020]. Disponible en: http://www.uptodate.com/

- ¿Qué es la adrenalina? [Monografía de Internet]. Sociedad Española de Inmunología Clínica, Alergología y Asma Pediátrica [Consultado: 30 de mayo de 2020]. Disponible en: http://www.pacientes.seicap.es/

- Hiperuricemia. [Monografía en Internet]. Fisterra [Consultado: 30 de mayo de 2020]. Disponible en: http://www.fisterra.com/

- González Femoso M. Artritis gotosa e hiperuricemia. [Monografía en Internet]. Fisterra [Consultado: 30 de mayo de 2020]. Disponible en: http://www.fisterra.com/

- Educación para el paciente: Hemorroides (Conceptos Básicos). [Monografía de Internet]. UpToDate [Consultado: 30 de mayo de 2020]. Disponible en: http://www.uptodate.com/

- Managing your Hemorrhoids. [Monografía en Internet]. Elsevier Interactive Patient Education [Consultado: 30 de mayo de 2020]. Disponible en: http://www.elsevier.com/

- Chang J, McLemore E. Anal Health Care Basics. Perm J 2016 Fall;20(4):15-222.

- Giménez Serrano S, Piera Fernández M. ¿Qué es la vulvovaginitis y cómo actuar ante ella? [Monografía en Internet]. Fisterra [Consultado: 30 de mayo de 2020]. Disponible en: http://www.fisterra.com/

- Jacobson JD. Cuidados personales para la vaginitis. [Monografía en Internet]. MedlinePlus [Consultado: 30 de mayo de 2020]. Disponible en: http://www.medlineplus.gov/

- Educación para pacientes: Parotiditis (Conceptos Básicos). [Monografía de Internet]. UpToDate [Consultado: 30 de mayo de 2020]. Disponible en: http://www.uptodate.com/

- Sánchez Barrueco A, Díaz Tapia G, Alcalá Rueda I, Villacampa Aubá JM. Sialoadenitis aguda. [Monografía en Internet]. Fisterra [Consultado: 30 de mayo de 2020]. Disponible en: http://www.fisterra.com/

- Millán Reyes MJ, Rioja Vázquez R, Muñoz Arias S. Educación diabetológica y cuidados de enfermería en las personas con diabetes en el ámbito extrahospitalario. [Monografía en Internet]. SEMES Diabetes Andalucía [Consultado: 30 de mayo de 2020]. Disponible en: http://www.semesandalucía.es/

- Enoxaparin injection. [Monografía en Internet]. Elsevier Patient Education [Consultado: 30 de mayo de 2020]. Disponible en: http://www.elsevier.com/

- Heparina inyectable. [Monografía en Internet]. MedlinePlus [Consultado: 30 de mayo de 2020]. Disponible en: http://www.medlineplus.gov/

Papel con
certificación PEFC

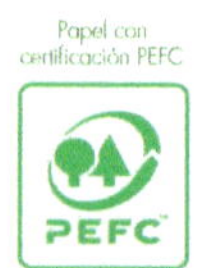

Compromiso de
reciclaje

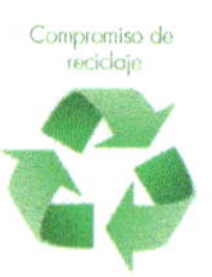

www.ingramcontent.com/pod-product-compliance
Lightning Source LLC
LaVergne TN
LVHW051109180726
843512LV00011B/773